# 临床心电图图谱

## 七步读图法

主编　黄兆琦　王紫书

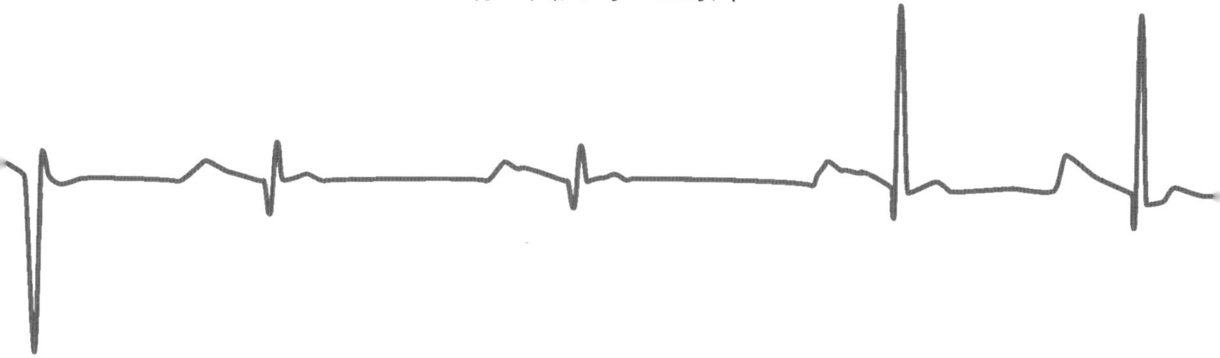

# Atlas of Clinical Electrocardiogram

## Seven-step Reading Method

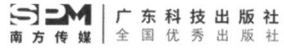

SPM 南方传媒
广东科技出版社
全国优秀出版社
·广州·

图书在版编目（CIP）数据

临床心电图图谱 ：七步读图法 / 黄兆琦，王紫书主编. -- 广州 ：广东科技出版社，2024. 12. -- ISBN 978-7-5359-8334-3

Ⅰ. R540. 4-64

中国国家版本馆 CIP 数据核字第 2024365GF3 号

**临床心电图图谱：七步读图法**

Linchuang Xindiantu Tupu : Qibu Dutufa

出 版 人：严奉强
责任编辑：方　敏
封面设计：彭　力
内文排版：友间文化
责任校对：邵凌霞
责任印制：彭海波
绘　　图：郭海珊　王雅琪
出版发行：广东科技出版社
（广州市环市东路水荫路11号　邮政编码：510075）
销售热线：020-37607413
https://www.gdstp.com.cn
E-mail: gdkjbw@nfcb.com.cn
经　　销：广东新华发行集团股份有限公司
印　　刷：广州一龙印刷有限公司
（广州市增城区荔新九路43号）
规　　格：787 mm × 1 092 mm　1/16　印张12.75　字数260千
版　　次：2024年12月第1版
2024年12月第1次印刷
定　　价：49.90元

# 编 委 会

**主　编**　黄兆琦　王紫书

**副主编**（按姓氏音序排列）

陈璀婷　黄梓尧　杨　薪

**编　委**（按姓氏音序排列）

陈凌华　黄如枫　李梦双

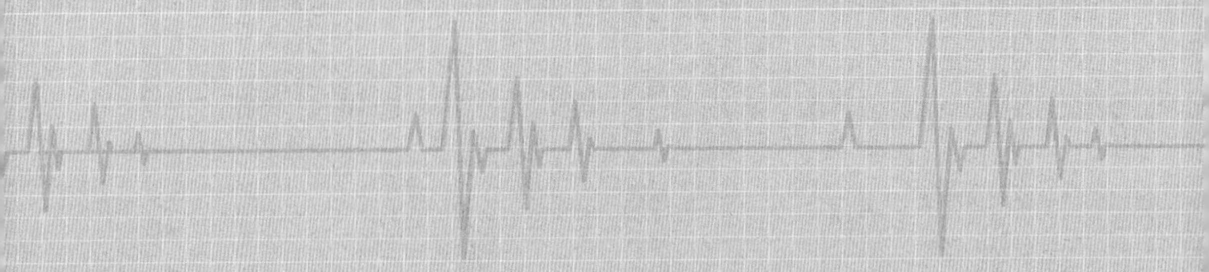

# 推荐序

preface

2018年，我前往巴黎参加欧洲心脏病学会年会时，展台上摆放的一台老式心电图机引起了我的注意。这台心电图机是1921年制造的，重约30千克，是第一台在床边使用的心电图机。时光荏苒，不知不觉，我们使用心电图机已超过一个世纪。随着医学科技的飞速发展，心电图学作为诊断心血管疾病的重要工具，已经从简单的体表电位记录发展成为一门涉及复杂心电信号分析、诊断与治疗的综合学科，并被广泛应用于临床实践中。

目前，解读心电图已经成为临床医生日常工作中的关键一环。然而，掌握心电图的解读并非一蹴而就，需要对心电图的波形、节律、电轴等多个方面进行综合分析和判断。心电图的复杂性和抽象性往往成为临床医生做出诊断过程中的“拦路虎”。为此，由广州医科大学附属第三医院心内科黄兆琦教授、王紫书医生及其团队共同编写的《临床心电图图谱：七步读图法》一书，正好可以解广大临床医生迫切希望提升心电图判读能力和综合分析能力的“燃眉之急”。

该书以临床心电图实例为线索，以七步分析法为指导，旨在帮助读者系统、有条理地分析心电图，逐步深入地理解心电活动的发生机制，从而在有限的时间内高效地读懂心电图。该书具有以下两大特点：

首先，全书涵盖了心电图的基本知识，详尽解析了临床常见的心电图变化，并对各种心脏疾病的心电图表现及其诊断方法进行了阐述。这种将理论知识与临床实践相结合的教学方法，有助于读者从临床角度出发，解读心电图，领悟心电图的临床意义。

其次，书中结合了大量的临床心电图案例，带领读者将七步读图法应用于实际图例中，使读者能够深刻理解每个步骤的含义与重要性，将复杂的读图过程转化为一场引人入胜的心电图解谜之旅。

作为一本实用的临床心电图图谱，该书既适合初学者作为入门指南，也适合经验丰富的临床医生作为参考手册。相信本书的出版将会为广大实习医生、住院医生、心血管专科医生及心电图技师等相关人员提供系统、全面学习心电图的实用参考资料，助力大家精进心电图解读技能，为临床诊断和治疗提供有力的支持。

吾遂欣然为之作序。

吴平生

教授，主任医师，博士生导师

南方医科大学南方医院心血管内科前主任

# 前　言

preface

心电图应用于临床已有120年的历史，是临床最重要的常规检查之一，广泛应用于疾病诊断、治疗及转归的每一个环节。毋庸置疑，心电图判读能力不仅是临床医生的基本功，也是医务工作者的必备技能。然而，心电图判读能力的提升并非一蹴而就，需要大量的练习和实践，通过规范化的培训来逐步提高。

心电图的分析有理可讲，有迹可循，有法可传。本书分为十八章，重点介绍了心电图的七步分析法。我们将心电图的曲线及波形进行仔细拆解，将分析方法化解为七个步骤，遵循逐步推进的模式，从第一步开始，逐步完成直至第七步，最终可以得出一份相对完整的心电图诊断。

为了帮助读者更好地掌握心电图的七步分析法，作者团队从临床实践中精选了多张典型的心电图，并在每一张心电图下方尽可能详细地描述了七步分析法的具体步骤，期望读者通过图例的演练和实战操作，切实提升自己的心电图判读能力。

本书所选的案例和心电图均来源于临床一线，注重实用性，旨在为广大临床医护人员、技师及对心电图学感兴趣的医学院校学生提供有益的参考。心电图学博大精深，编者水平有限，若书中存在不足之处，敬请各位同仁批评指正。

黄兆琦　王紫书

# 目录

Contents

CHAPTER 1 第一章

# 心电图的基础知识与七步分析法

## 一、心电图的产生

心脏在机械收缩之前，先产生生物电信号。这些心脏生物电信号可以通过人体组织传递到体表。心电图（electrocardiogram，ECG）是一种利用心电图机从体表记录心脏每个心动周期所产生电活动变化的曲线图形。

## 二、心电图的质量

心电图的质量直接影响心电图的分析和诊断，描记质量太差的心电图不仅会影响正确的诊断，还可能导致误诊或漏诊。因此，在收到一份心电图后，首要任务是评估心电图描记的质量是否符合要求。以下是评估心电图质量的事项：

### 1. 阻尼是否适当

判断阻尼是否适当的方法是观察定准电压方形波的四角是否锐利，无曲折或圆钝；若方形波的上升或下降起始处出现圆钝，表示阻尼过度；若出现曲折，则表示阻尼不足。阻尼不当会导致波形扭曲，产生ST段压低的假象（图1-1）。要排除阻尼不当的影响，可以通过调整阻尼调节电位器使阻尼适中。

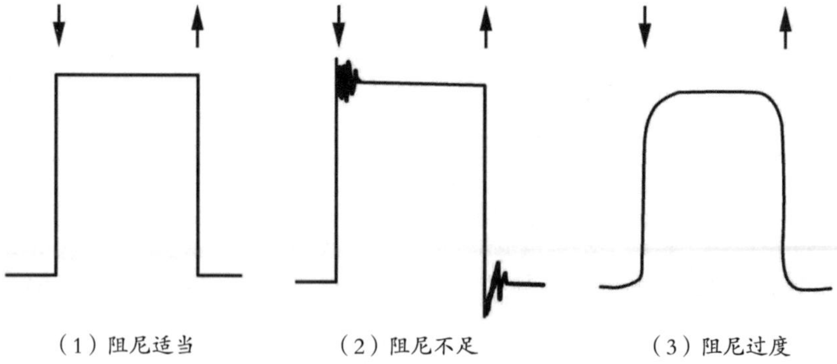


↓表示加上电压，↑表示去除电压。

图1-1　定准电压

## 2. 基线是否稳定

基线不稳定是指心电图波形上下漂移或摆动，是常见的心电图伪差之一（图1-2）。常见原因包括：①心电图机故障。②电极与皮肤接触不良。③患者呼吸幅度较大。④患者肢体移动。⑤皮肤油脂过多。

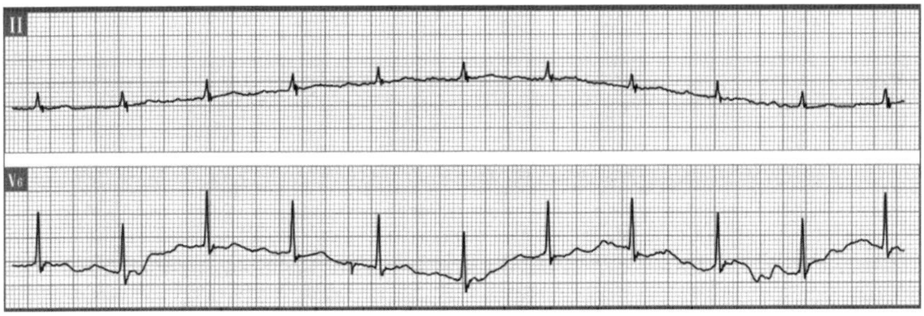


图1-2 基线不稳

基线不稳的排除方法：排查心电图机是否存在故障，确保电极与皮肤接触良好。告知受检者：要做到呼吸平稳、保持平静、避免移动。

## 3. 有无干扰

干扰是指那些能被心电图机放大而描记下来的非心脏产生的电信号，这些电信号导致心电图基线毛糙，图形模糊不清。严重情况下，干扰还可能致心电图变形，让人无法阅读或错误解读。根据干扰的来源，可分为肌肉干扰和交流电干扰两大类。

肌肉干扰是由受检者肌肉颤动引起的伪差，常见于帕金森综合征、甲状腺功能亢进症等疾病患者，以及受检者紧张，出现四肢过于僵硬的情况。肌肉干扰会导致心电图基线或P-QRS-T波群上出现不规则的细小毛刺状波形，这些波形可间歇性或永久性存在（图1-3）。无法排除器质性肌肉颤动引起的

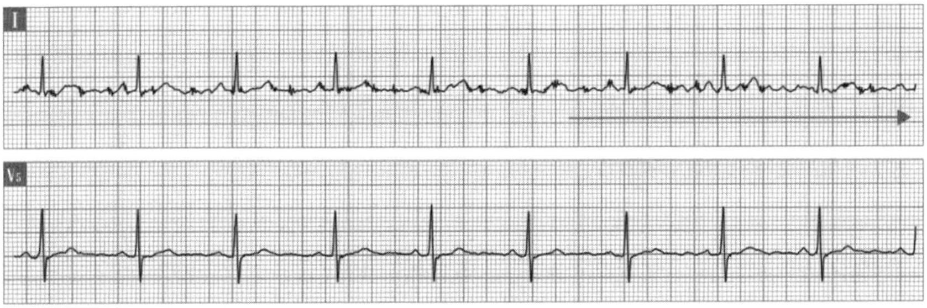


图1-3 肌肉干扰

肌肉干扰，但对于患者肌肉紧张引起的干扰，可以通过以下方法有效消除：建议患者减少精神紧张，放松肢体、保暖防寒。

交流电干扰是指心电图机受到外部电波感应而产生的基线和心电图波形边缘出现锯齿状的搏动，其频率与外部电波相同（图1-4）。消除交流电干扰的方法包括清除外部干扰电波、选择良好的工作地点和环境，以及确保地线和导联线状态良好。

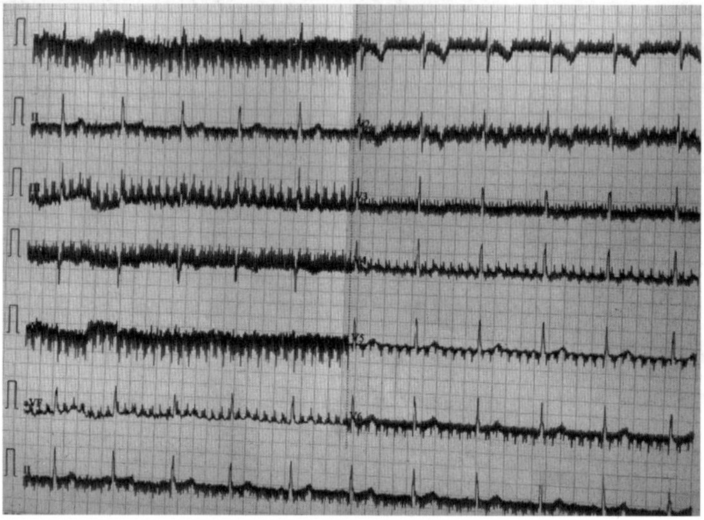

图1-4 交流电干扰

**4. 导联线连接是否正确**

最常见的错误是左右上肢导联线连接颠倒，导致肢体导联图形变化，类似右位心（Ⅰ导联的P波、QRS波群、T波均呈倒置），但胸导联图形正常，这种情况一般不难识别。如果实在不能确定此份心电图的真实性，应果断进行复查。通过复查心电图可以确定是否存在导联线的错误连接，并得出正确的答案。

## 三、心电图的记录纸

心电图记录纸是一种专门标记心电图的坐标纸，由两种粗细不一的横线和纵线组成。细横线与细纵线形成小方格，每个小方格的高和宽均为1 mm。

纵横每5个小格被粗线分隔成1个大方格，每个大方格的高和宽均为5 mm。

横坐标代表时间，所以方格的宽度代表时间间隔，一般情况下，心电图机的走纸速度设定为25 mm/s，1个小格的宽度代表0.04 s，1个大格的宽度代表0.2 s。

纵坐标代表电压，所以方格的高度代表电压值。通常心电图机的定准电压（或称定标电压）为1 mV=10 mm，即输入1 mV的电压时，心电图机记录笔向上偏转10 mm。因此，10个小格的高代表1 mV，1个小格的高代表0.1 mV。若改变走纸速度或标准电压，则每个小格代表的时间或电压值也会发生相应改变（图1-5）。

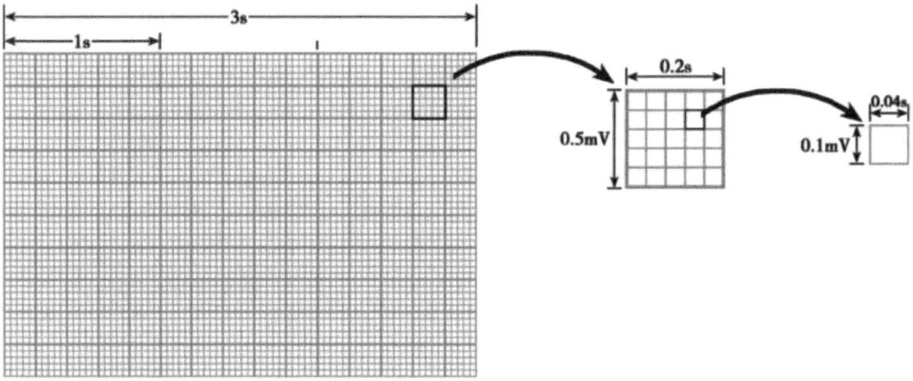


图1-5　心电图图纸

## 四、心电图的测量

### （一）心率的测量

心率的测量包括心房率和心室率。心房率可以通过测量PP间期而获得，而心室率可以通过测量RR间期而获得。大多数情况下，心房率等于心室率，因此只需测量其中一个即可。在心房率不等于心室率的心律失常中，两者需分别测算（可参考第八章“房室传导阻滞”，图8-2至图8-5）。

针对心律规整与否，心率有以下几种测量方法。

### 1. 心律规整或基本规整的测量方法

（1）公式法。

$$心率=\frac{60（s）}{平均PP间期（s）或平均RR间期（s）}$$

计算心房率，分母为平均的PP间期；计算心室率，分母为平均的RR间期。

（2）查表法。此法操作便捷，是临床工作中的常用方法。

（3）快速估计法。若PP或RR间距为记录纸大格的整数，心率亦为以下对应的整数（图1-6、图1-7）。

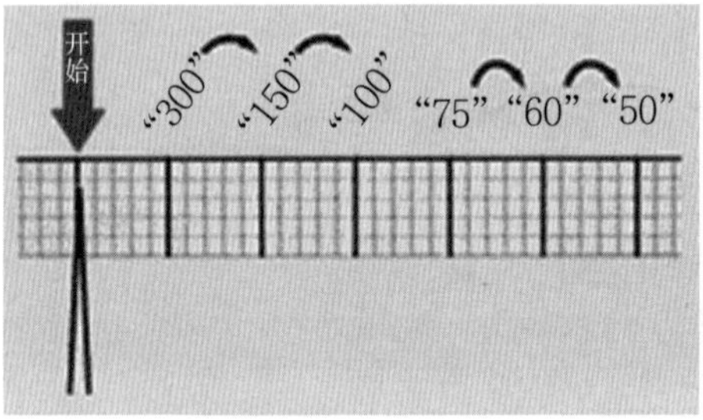

图1-6　快速估计法（1）

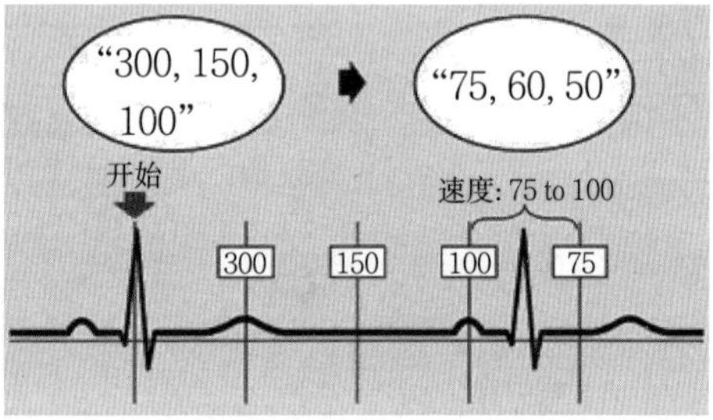

图1-7　快速估计法（2）

### 2. 心律不规则的测量方法

对于明显的心律不齐，简单而快速的方法是：描记一定长度的心电图，数出其中有多少个P波或QRS波群，由此推算出相应的心房率或心室率。如记录6 s长度的心电图，数出其中P波或QRS波群的个数，乘以10即为该图的心房率或心室率（图1-8）。

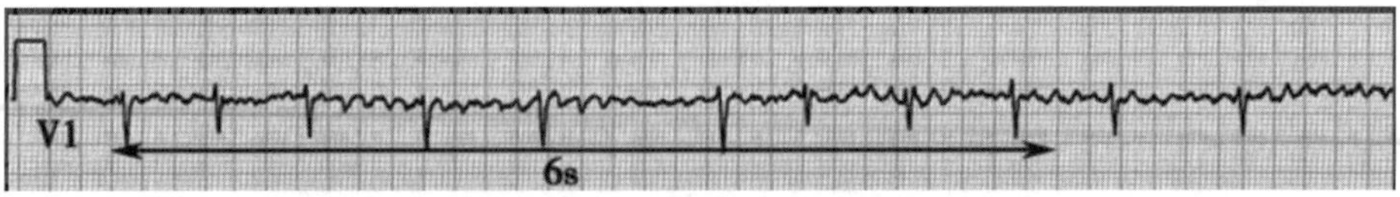

图1-8　心房颤动的心室率测量

## （二）心电图各波段振幅的测量

测量正向波的高度时，应从参考水平线上缘垂直地测量到波的顶端；测量负向波的深度时，应从参考水平线下缘垂直地测量到波的底端（图1-9）。

P波振幅测量的参考水平应以P波起始前的水平线为基准。测量QRS波群、J点、ST段、T波及U波的振幅，统一采用QRS波群起始前水平线作为参考水平。如果QRS波群起始前的水平线不是一条平直线段（受心房复极波、预激综合征等情况影响），则应以QRS波群的起点作为测量的参考点。

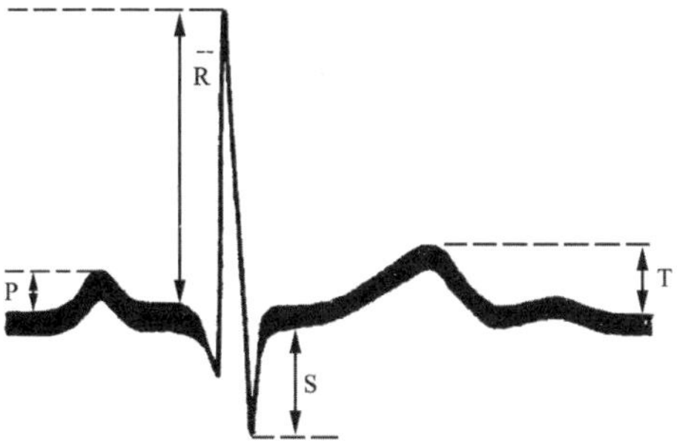

图1-9 心电图振幅的测量

### （三）心电图各波段时间的测量

在测量各波的时间取点时，一般规定自该波起点的内缘至该波终点的内缘。12导联同步心电图仪记录的心电图，测量P波和QRS波群的时间，应分别从12导联同步记录中最早的P波起点测量至最晚的P波终点，以及从最早的QRS波群起点测量至最晚的QRS波群终点；PR间期应从12导联同步心电图中最早的P波起点，测量至最早的QRS波群起点；QT间期应从12导联同步心电图中最早的QRS波群起点，测量至最晚的T波终点（图1-10）。

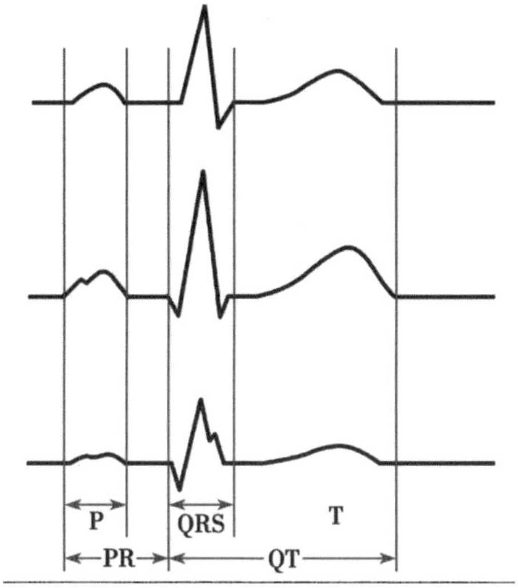

图1-10 多导联同步心电图时间的测量

如果使用的是单导联心电图仪记录心电图，仍应采用既往的测量方法：测量P波及QRS波群的时间，应选择12导联中最宽的P波及QRS波群进行测量；PR间期应选择12导联中P波宽度大且有Q波的导联进行测量（多为Ⅱ导联）；QT间期测量应选择12导联中最长的QT间期（多为$V_2$导联，因为T波常在$V_2$导联高大且终点清晰）。

### （四）电轴的测量

平均心电轴（简称心电轴或电轴）是指心室除极过程中全部瞬间向量的综合，通常是指在人体额面上的投影方向。或者说，将额面QRS波群向量环上所有瞬间心电向量综合成一个总的向量，即是平均心电轴。可用同样的方法测得P环和T环的平均心电轴，但心电图上所说的心电轴一般指的是QRS波群平均心电轴（mean QRS axis）。有以下三种测量方法：

#### 1. 作图法

一般采取六轴系统法。分别测算Ⅰ和Ⅲ导联的QRS波群正向波与负向波振幅的代数和，将测得的数值在六轴系统的Ⅰ导联轴及Ⅲ导联轴上标出并作垂线，连接两垂线相交并连接中心点，连线即为该心电图的QRS波群平均心电轴，连线与Ⅰ导联轴正极一侧的夹角即为心电轴的角度（图1-11）。该测量方法较为精确，但测量和计算都比较困难，因此临床上一般不采用。

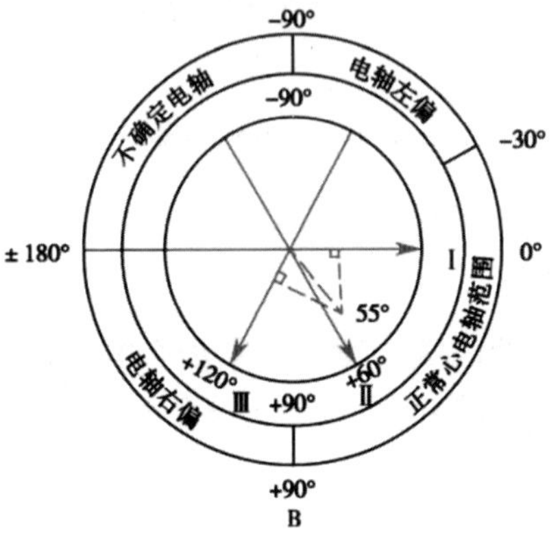


图1-11　心电轴的测量方法（作图法）

#### 2. 目测法

通过目测Ⅰ导联、Ⅱ导联和aVF导联QRS波群的主波方向来测算电轴是否发生偏移（表1-1）。

表1-1　心电轴偏移目测法

| 电轴 | Ⅰ | aVF | Ⅱ |
|---|---|---|---|
| 正常（0°～90°） | + | + | |
| 正常变异（0°～-30°） | + | − | + |
| 电轴左偏（-30°～-90°） | + | − | − |
| 电轴右偏（>90°） | − | + | |
| 不确定电轴（-90°～+180°） | − | − | |

注："+"代表QRS波群主波向上，"−"代表QRS波群主波向下。

### 3. 查表法

根据测算的Ⅰ导联和Ⅲ导联QRS波群正向波与负向波振幅的代数和，在“自Ⅰ导联、Ⅲ导联QRS波群振幅测定心电轴”表（表1-2）中可直接查出电轴的度数。

目测法和查表法是临床上测定心电轴的常用方法。不过，目测法只能看出电轴偏移与不偏移，左偏或是右偏，若想了解电轴的具体度数，还需通过查表法获取。

### （五）心脏钟向转位的判断

自心尖至心底中心的连线称为心脏的长轴。循该长轴从心尖朝心底方向观察心脏，可将心脏的转位分为顺钟向转位与逆钟向转位两种（图1-12）。在正常情况下，过渡区导联（$V_3$、$V_4$）的R波与S波大致相等，若过渡区导联的图形出现在左胸导联（$V_5$、$V_6$），且R/S向右递减，提示心脏沿长轴发生顺钟向转位；若$V_1$～$V_6$导联均呈rS型（R/S＜1）通常称为重度顺钟向转位；若过渡区图形出现在右胸导联（$V_1$、$V_2$），且R/S向左递增，提示心脏沿长轴发生逆钟向转位。顺钟向转位多见于右心室肥厚，逆钟向转位多见于左心室肥厚。

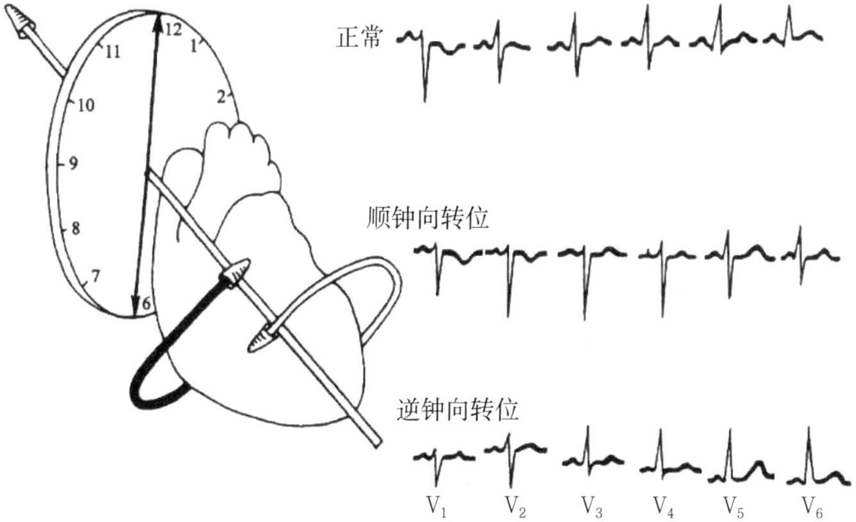


图1-12 心脏钟向转位判断

表1-2 心电图电轴查对表

| Ⅲ | I | | | | | | | | | | | | | | | | | | | | |
|---|---|---|---|---|---|---|---|---|---|---|---|---|---|---|---|---|---|---|---|---|---|
| | −10 | −9 | −8 | −7 | −6 | −5 | −4 | −3 | −2 | −1 | 0 | 1 | 2 | 3 | 4 | 5 | 6 | 7 | 8 | 9 | 10 |
| −10 | 240 | 242 | 244 | 246 | 248 | 251 | 254 | 257 | 261 | 265 | −90 | −84 | −78 | −72 | −66 | −60 | −53 | −47 | −41 | −35 | −30 |
| −9 | 238 | 240 | 242 | 244 | 247 | 249 | 252 | 256 | 260 | 264 | −90 | −83 | −77 | −70 | −63 | −56 | −49 | −42 | −36 | −30 | −25 |
| −8 | 236 | 238 | 240 | 242 | 245 | 247 | 251 | 255 | 259 | 263 | −90 | −82 | −75 | −68 | −59 | −51 | −43 | −37 | −30 | −24 | −19 |
| −7 | 234 | 236 | 238 | 240 | 243 | 245 | 249 | 253 | 257 | 262 | −90 | −81 | −73 | −64 | −55 | −45 | −37 | −30 | −23 | −17 | −13 |
| −6 | 232 | 234 | 235 | 237 | 240 | 243 | 246 | 251 | 256 | 261 | −90 | −80 | −70 | −60 | −49 | −39 | −30 | −22 | −16 | −11 | −7 |
| −5 | 229 | 231 | 233 | 235 | 237 | 240 | 244 | 248 | 254 | 260 | −90 | −77 | −65 | −53 | −41 | −30 | −19 | −14 | −9 | −4 | 0 |
| −4 | 226 | 228 | 230 | 231 | 234 | 236 | 240 | 244 | 251 | 258 | −90 | −74 | −58 | −43 | −30 | −19 | −11 | −5 | −1 | 3 | 6 |
| −3 | 223 | 225 | 226 | 228 | 230 | 232 | 235 | 240 | 246 | 255 | −90 | −68 | −50 | −30 | −15 | −7 | −1 | 4 | 8 | 11 | 13 |
| −2 | 220 | 221 | 222 | 223 | 224 | 227 | 230 | 234 | 240 | 250 | −90 | −54 | −30 | −10 | −1 | 6 | 11 | 13 | 16 | 18 | 19 |
| −1 | 215 | 216 | 217 | 218 | 219 | 220 | 222 | 225 | 230 | 240 | −90 | −30 | −2 | 8 | 14 | 18 | 20 | 21 | 22 | 23 | 24 |
| 0 | 210 | 210 | 210 | 210 | 210 | 210 | 210 | 210 | 210 | 210 | 0 | 30 | 30 | 30 | 30 | 30 | 30 | 30 | 30 | 30 | 30 |
| 1 | 206 | 204 | 203 | 202 | 200 | 198 | 194 | 187 | 178 | 150 | 90 | 60 | 50 | 44 | 42 | 40 | 39 | 38 | 37 | 36 | 35 |
| 2 | 199 | 197 | 195 | 193 | 190 | 185 | 179 | 168 | 150 | 124 | 90 | 70 | 60 | 52 | 50 | 47 | 45 | 43 | 42 | 41 | 40 |
| 3 | 192 | 190 | 188 | 184 | 180 | 173 | 163 | 150 | 132 | 112 | 90 | 75 | 66 | 60 | 56 | 52 | 50 | 48 | 46 | 44 | 43 |
| 4 | 186 | 184 | 179 | 175 | 169 | 161 | 150 | 137 | 120 | 106 | 90 | 78 | 70 | 65 | 60 | 56 | 54 | 52 | 50 | 48 | 47 |
| 5 | 180 | 176 | 172 | 166 | 159 | 150 | 139 | 127 | 114 | 103 | 90 | 80 | 74 | 68 | 64 | 60 | 57 | 55 | 53 | 51 | 49 |
| 6 | 173 | 169 | 161 | 158 | 150 | 141 | 130 | 120 | 110 | 100 | 90 | 82 | 76 | 71 | 67 | 63 | 60 | 58 | 56 | 54 | 52 |
| 7 | 167 | 162 | 157 | 150 | 143 | 134 | 125 | 113 | 107 | 99 | 90 | 83 | 77 | 73 | 69 | 66 | 63 | 60 | 58 | 56 | 54 |
| 8 | 161 | 156 | 150 | 144 | 136 | 129 | 120 | 112 | 105 | 98 | 90 | 83 | 79 | 75 | 71 | 68 | 65 | 62 | 60 | 58 | 56 |
| 9 | 155 | 150 | 145 | 138 | 131 | 125 | 116 | 110 | 103 | 97 | 90 | 84 | 80 | 76 | 73 | 70 | 67 | 64 | 62 | 60 | 58 |
| 10 | 150 | 145 | 140 | 135 | 127 | 120 | 114 | 108 | 101 | 96 | 90 | 85 | 81 | 77 | 74 | 71 | 68 | 66 | 64 | 62 | 60 |

## 五、七步分析法

分析一份心电图，应先阅读一下有关的临床资料，然后进行有步骤的系统性分析。本书所采用的七步分析法，是阶梯式分析法，遵循上台阶的模式，从第一步开始上台阶直至第七步完成整个心电图的分析（图1-13），最终得出完整的心电图诊断。在接下来的章节中，我们将应用以下七步法进行每一份心电图的分析及诊断。

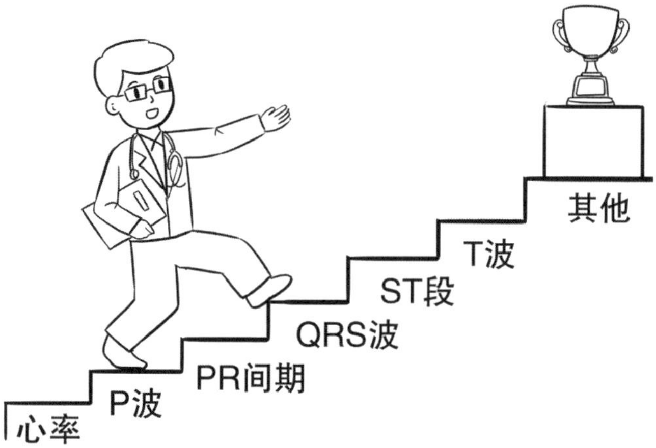


图1-13　七步分析法

### 第一步　心率

心率是心电图分析的第一步，是心电图的全程整体分析。在分析之前需要明确以下两点：①心电图的走纸速度。心电图机设置的走纸速度有三个档位：12.5 mm/s、25 mm/s和50 mm/s。一般情况下，心电图机的走纸速度设定为25 mm/s，1个小格代表0.04 s，1个大格代表0.2 s。如果走纸速度改变，那么相应的小格和大格的时间随之改变。②所记录心电图的节律是否规整。通过心电图的整体节律分析，从而得出第一个判断：是否存在心律失常。

在节律规整下，应用公式法、查表法和快速估计法，得出相应的心房率和心室率。

在节律不规整的情况下，数出6 s长度的心电图内P波或QRS波群的个数，将其乘以10得到心房率或心室率。如（图1-8），其心室率=9×10=90次/min。

## 第二步　P波

从第二步开始，就进入心电图波形的逐步分析。首先分析的是最先形成的心房除极波——P波。P波反映心房除极的电位和时间变化，其形态、极性取决于起搏点的位置及由此除极心房所形成的P向量环在各个导联轴上的投影。

### 1. P波的形态、方向确定基本心律

正常心律的起搏点来自窦房结，因为窦房结位于上腔静脉与右心房交接处，所以从窦房结起搏下传心房所形成的P波在Ⅰ、Ⅱ、aVF、$V_4$～$V_6$导联直立，在aVR导联倒置（详见第二章“窦性心律与窦性心律失常”）。

与窦性P波形态或方向不同，或者窦性P波消失，均为异位心律。异位心律的心电图分析（详见第三章“期前收缩”、第四章“异位心动过速”、第五章“扑动与颤动”及第六章“逸搏与逸搏心律”）。

### 2. P波的形态、振幅、时间诊断心房肥大

当心房肥大到一定程度，会引起心电图发生异常改变。心电图在诊断心房肥大方面，敏感性较高，但特异性较低。因此由心电图诊断心房肥大须紧密结合临床（有否存在引起心房肥大的病因）及其他检查结果（如X线、超声心动图等）。心房肥大可以分为右心房肥大、左心房肥大及双心房肥大，心电图主要表现为P波振幅增高、除极时间延长及形态改变（详见第十五章“心房、心室肥大”）。

## 第三步　PR间期

PR间期是心房除极开始到心室除极开始的时间，测量为从P波的起点至QRS波群的起点，主要反映了房室传导的总时间，所以可以通过PR间期来分析房室之间的传导正常与否。正常情况下，每个P波后均继以相关的QRS波群，且PR间期在一定的范围内，正常成年人PR间期的正常范围为0.12～0.20 s。

### 1. PR间期延长

发生房室传导阻滞所致PR间期延长，根据房室传导阻滞的严重程度，房

室阻滞分为一度、二度、高度及三度（详见第八章“房室传导阻滞”）。

2. PR间期缩短

所致的机制包括：房室结加速传导、房室结解剖结构短小，或存在除正常的房室传导系统外的旁道（详见第十章“预激综合征”）。

### 第四步　QRS波群

QRS波群是心电图图形中最大的波群，其反映两个心室除极过程的电位与时间变化（图1-14）。

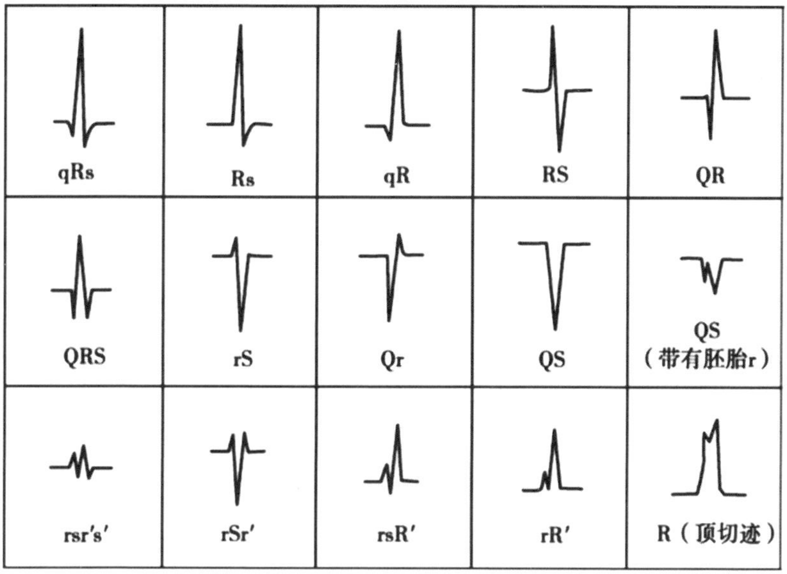


图1-14　QRS波群命名示意图

**命名**　Q波：第一个向下的波。R波：第一个向上的波。S波：第二个向下的波。R′波：第二个向上的波。S′波：第三个向下的波。QS波：只有向下的波。

**时间**　指心室开始激动至心室完全激动所经过的时间，一般为0.06～0.11 s。

**波形和振幅**　正常人$V_1$、$V_2$导联多呈rS型，$V_1$导联R波＜0.7～1.0 mV。$V_5$、$V_6$导联可呈qR、qRs、Rs或R型，R波不超过2.5 mV。在$V_3$、$V_4$导联，R

波和S波的振幅大体相等，正常人的胸导联$V_1$～$V_6$导联R波逐渐增高，S波就逐渐变小，$V_1$的R/S＜1，$V_5$的R/S＞1。aVR导联的QRS波群主波向下，R波＜0.5 mV。aVL与aVF导联的QRS波群多变，aVL导联的R波＜1.2 mV，aVF导联的R波＜2.0 mV。各肢体导联每个QRS波群＜向上波与向下波振幅相加绝对值不应＜0.5 mV，胸导联的每个QRS波群向上波与向下波振幅相加绝对值不应＜0.8 mV，否则称为低电压。

**Q波**　Q波振幅小于同导联R波的1/4，时间小于0.04 s。$V_1$导联中无q波，但可呈QS型。

**临床意义**

（1）QRS波群电压增高：常见于左、右心室肥大（详见第十五章“心房、心室肥大”）。

（2）QRS波群形态或时间异常：①室内传导阻滞。②预激综合征。③室内差异传导。④室性心律失常。⑤心肌梗死等疾病。

### 第五步　ST段

自QRS波群的终点至T波起点间的线段，代表心室缓慢复极过程。ST段的各种形态（图1-15）。

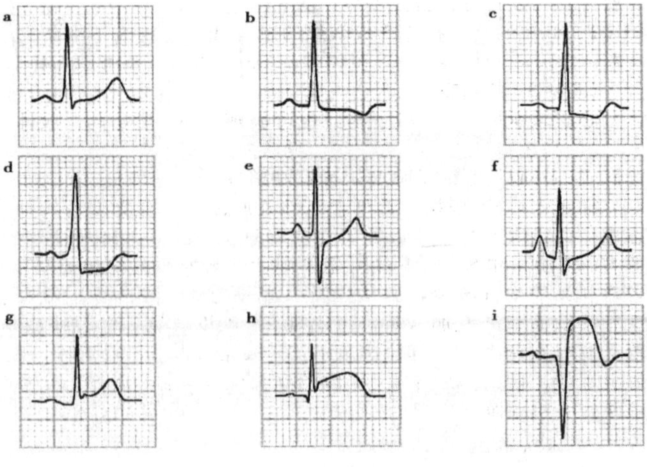


a-正常形态；b-水平型下移；c-下斜型下移；d-近似水平型下移；e-连接点型下移；f-假性ST段下移；g-弓背向下型抬高；h、i-弓背向上型抬高。

图1-15　ST段的各种形态

ST段为一等电位线，可有轻微偏移，下移不超过0.05 mV；在$V_1$～$V_3$导联抬高不超过0.3 mV，$V_4$～$V_6$与肢体导联不超过0.1 mV。

**临床意义**

（1）ST段抬高：①常见于心肌损伤、急性心肌梗死、急性心包炎。②早期复极综合征。③室壁瘤。

（2）ST段压低：①常见于心肌缺血、心肌损伤。②预激综合征。③束支阻滞等。

## 第六步　T波

T波代表心室快速复极时电位变化。

**形态**　T波方向与QRS波群主波方向一致，它在Ⅰ、Ⅱ、在$V_4$～$V_6$导联向上，aVR导联向下，其余导联多变，若V1导联T波向上，则$V_2$～$V_6$导联T波不能倒置。T波的各种形态（图1-16）。

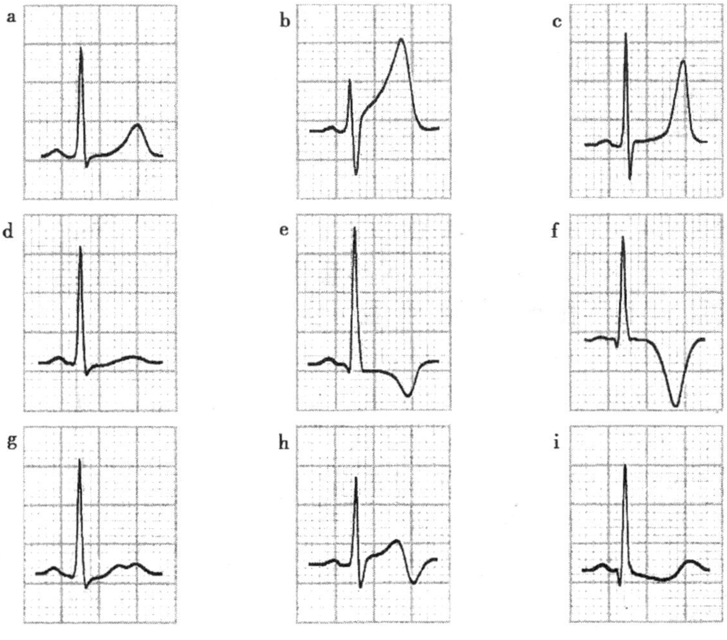


a-正常T波；b-高耸T波；c-帐篷样T波；d-低平T波；e-倒置T波；f-冠状T波；g-双峰T波；h-正负双向T波；i-负正双向T波。

图1-16　T波的各种形态

**振幅**　T波振幅一般不应低于同导联R波的 1/10。若T波倒置较深，呈双肢对称性，则称“冠状T波”。

**临床意义**

（1）T波高耸：①可见于正常人。②急性心肌梗死。③高血钾。④早期复极等。

（2）T波低平、双向、倒置：①常见于心肌缺血。②低血钾。③心肌病等。

## 第七步　其他

### 1. QT间期

QRS波群的起点至T波终点的间距，代表心室肌除极和复极全过程所需的时间。

**参考值**　QT的长短与心率的快慢有关，心率越快，QT间期越短；心率越慢，QT间期越长。心率范围为60～100次/min时，QT间期的参考值范围为0.32～0.44 s。由于QT间期受心率的影响，所以常用心率校正的QT间期（QTc），正常 QTc的最高值为0.44 s，超过即属延长。

**临床意义**

（1）QT间期延长：提示心肌缺血、心肌损害，药物影响，电解质紊乱，长QT间期综合征等。

（2）QT间期缩短：可见于电解质紊乱、短QT间期综合征等。

### 2. U波

在T波之后0.02～0.04 s出现的振幅低小的波。

**形态与振幅**　该波的方向与T波方向大体一致，振幅通常为T波的1/2，常出现在胸导联上。

**产生机制**　U波的产生机制目前尚不明确，对其振幅、方向变化和所致因素的综合分析，对疾病的诊治有较大的帮助，所以应对U波的分析引起足够的重视。

**临床意义**

（1）U波倒置：可见于心肌损伤、心肌缺血等。

（2）U波明显增高，TU 融合：常见于低血钾等。

（王紫书）

CHAPTER 2 第二章

# 窦性心律与窦性心律失常

正常人心脏的起搏点位于窦房结，它处于上腔静脉与右心房交接处界沟附近的心外膜下。由窦房结发出冲动所形成的心脏节律称为窦性心律。窦房结细胞的动作电位没有4相静息期，当复极达到最大舒张电位时，膜电位逐渐变正，直至产生新的动作电位。窦房结细胞动作电位的这种特性，就称为自律性。窦房结通过“抢先占领”和“超速抑制”来实现对下级潜在起搏点的控制，是心脏的最高起搏点。窦性心律包括正常的窦性心律和窦性心律失常。窦性心律失常有：窦性心律不齐、窦性心动过速、窦性心动过缓、窦性停搏、窦房结内游走心律及窦房传导阻滞（内容于第七章“窦房传导阻滞”章节中作详述）。

## 一、正常窦性心律

正常窦性心律的起搏点一定来自窦房结，即：P波在Ⅰ、Ⅱ、aVF、$V_4$～$V_6$导联直立，aVR导联倒置。正常人的心电图应为正常窦性心律，并且各个波、段和间期的数值，都应在正常范围之内（图2-1）。成人在清醒或安静的状态下，窦性P波的频率为60～100次/min 。但近年来调查发现，很多正常人静息时心率位于该范围的中下区间，甚至低于该范围。

### 1. 心电图特征

（1）P波在Ⅰ、Ⅱ、aVF、$V_4$～$V_6$导联直立，aVR导联倒置。

（2）频率为60～100次/min。

（3）PP间期基本均齐，在一定时间内（一般为10 s）PP间期相差＜0.12 s。

### 2. 看图（图2-1）步骤

第一步　心率：77次/min，节律规整。

第二步　P波：窦性P波，Ⅰ、Ⅱ、aVF、$V_4$～$V_6$↑，aVR↓；大小、振幅在正常范围。

第三步　PR间期：0.13 s。

第四步　QRS波群：间期0.09 s，电轴68°，形态、振幅无异常。

第五步　ST段：无异常偏移。

第六步　T波：无异常。

第七步　其他：QT间期无异常。

【心电图诊断】窦性心律，正常心电图。

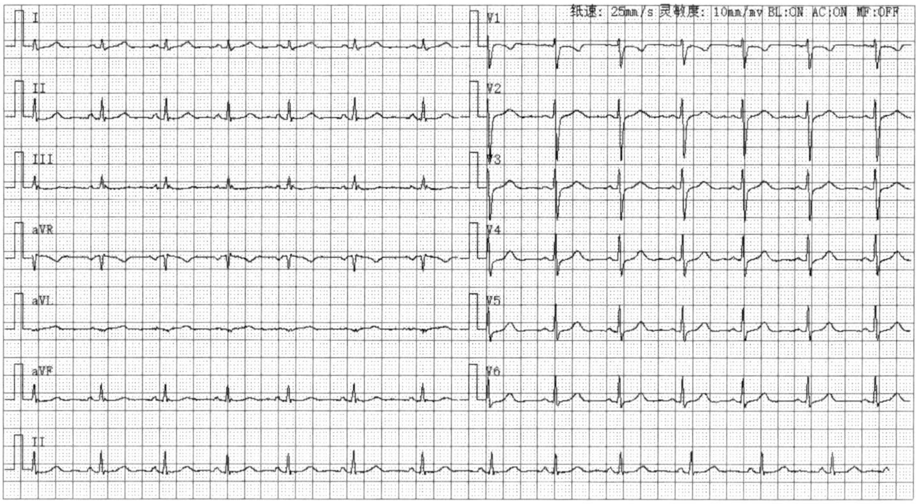


图2-1　窦性心律

3. 临床意义

由于普通心电图仅可记录短时间的心电活动，很难全面反映患者的心律情况，所以某些器质性心脏病患者和心律失常患者，其检查结果也可能显示为正常窦性心律。如考虑为一过性的心律失常，建议采用动态心电图进行24 h或更长时间的监测。

## 二、窦性心律不齐

随着人体交感神经与副交感神经的兴奋性交替变化，窦房结发出的冲动不均匀，导致正常窦性心律均存在一定程度的不齐。心电图的记录长度与窦性心律不齐呈一定正相关：记录时间短时表现为心律整齐，延长记录时间通常可观察到窦性心律不齐。因而，对窦性心律不齐的诊断应结合心电图的记录长度，它多属正常的生理情况。

1. 心电图特征

（1）窦性P波规律出现。

（2）在记录长度≤10 s的心电图中，PP间期不匀齐，相互差异达0.12 s以上。

**2. 看图（图2-2）步骤**

第一步　心率：88次/min，节律不规整。

第二步　P波：窦性P波，Ⅰ、Ⅱ、aVF、$V_4$～$V_6$↑，aVR↓；大小、振幅在正常范围；PP间期相差＞0.12 s。

第三步　PR间期：0.16 s。

第四步　QRS波群：间期0.09 s，电轴58°，形态、振幅无异常。

第五步　ST段：无异常偏移。

第六步　T波：无异常。

第七步　其他：QT间期无异常。

**【心电图诊断】**窦性心律，窦性心律不齐。

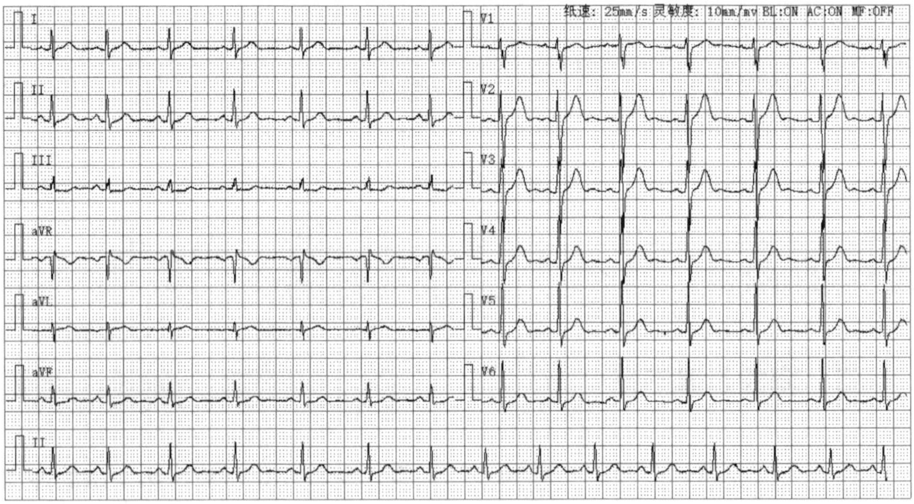


图2-2　窦性心律不齐

**3. 临床意义**

窦性心律不齐常有以下几种类型。

（1）呼吸性窦性心律不齐：此为最常见的窦性心律不齐。吸气时，交感神经兴奋，出现心率加快；呼气时，迷走神经兴奋，引起心率减慢；屏气时，心律不齐消失。临床上常见于儿童及年轻人，属于正常的生理现象。

（2）非呼吸性窦性心律不齐：心律不齐与呼吸无关，屏气时依然存在。多见于老年人、心脑血管病患者，偶见于正常人。可能是由窦房结起搏细胞自律性不稳定引起。

（3）室性时相性窦性心律不齐：窦性心律不齐与QRS波群的出现有关，常见于二、三度房室传导阻滞。大部分情况下，含有QRS波群的PP间期短于不含QRS波群的PP间期，这可能与心室收缩时窦房结供血得到改善有关。

（4）房性早搏诱发窦性心律不齐：房性早搏逆传窦房结使其节律重整后，可诱发窦性激动延迟或提早启动，从而导致一过性窦性心律不齐。

## 三、窦性心动过速

成人的窦性P波频率＞100次/min时，被称为窦性心动过速。窦性心动过速时，窦性激动点多位于窦房结头部，心房除极产生的心电向量主要指向下方，使Ⅱ、Ⅲ、aVF导联P波多数较正常时高大。窦性心动过速可能是人体生理性反应，也可能是病理性表现。大多数情况是由迷走神经张力减弱或交感神经张力增高造成的。

### 1. 心电图特征

窦性P波规律出现，频率＞100次/min。

### 2. 看图（图2-3）步骤

第一步　心率：105次/min，节律规整。

第二步　P波：窦性P波，Ⅰ、Ⅱ、aVF、$V_4$～$V_6$↑，aVR↓；大小、振幅在正常范围。

第三步　PR间期：0.13 s。

第四步　QRS波群：间期0.09 s，电轴23°，形态、振幅无异常。

第五步　ST段：无异常偏移。

第六步　T波：无异常。

第七步　其他：QT间期无异常。

**【心电图诊断】**窦性心动过速。

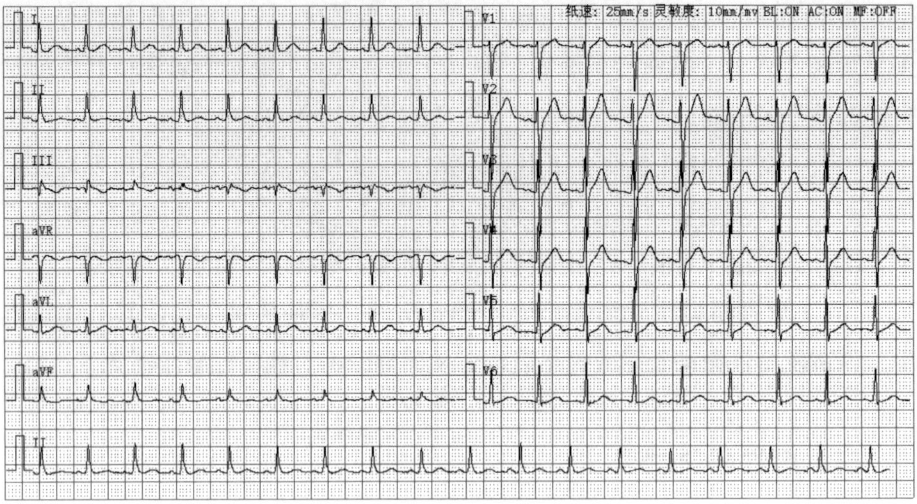


图2-3　窦性心动过速

### 3. 临床意义

（1）生理性：运动、紧张、兴奋及过量吸烟、饮酒、喝浓茶或咖啡可引起交感神经兴奋性增高，导致一过性窦性心动过速。生理性的窦性心动过速不需要治疗，诱发因素消失后心率往往会自行恢复。

（2）病理性：持续性窦性心动过速多见于某些疾病，如发热、贫血、缺氧、感染、出血、休克、甲状腺功能亢进症、心肌炎、缩窄性心包炎、心力衰竭等。

（3）药物性：某些药物如阿托品、肾上腺素、氨茶碱、麻黄碱等也会引起窦性心动过速。

## 四、窦性心动过缓

成人窦性心律的频率＜60次/min时称为窦性心动过缓。当窦性P波频率＜45次/min，定义为严重的窦性心动过缓。窦性心动过缓多由迷走神经张力增高引起。窦性心动过缓常伴窦性心律不齐，有时合并交界性逸搏或室性逸搏。近年来健康人群资料发现，约15%的正常人静息心率＜60次/min，尤其是男性。因此，有不少国内外学者建议将正常人窦性心动过缓的诊断标准改为

50次/min。一般针对窦性心动过缓本身不需要进行特殊处理。只有影响血流动力学的严重窦性心动过缓才需要特殊治疗。

**1. 心电图特征**

窦性P波规律出现，频率＜60次/min。

**2. 看图（图2-4）步骤**

第一步　心率：52次/min，节律规整。

第二步　P波：窦性P波Ⅰ、Ⅱ、aVF、$V_4$～$V_6$↑，aVR↓；大小、振幅在正常范围。

第三步　PR间期：0.14 s。

第四步　QRS波群：间期0.10 s，电轴75°，形态、振幅无异常。

第五步　ST段：ST段无异常偏移。

第六步　T波：无异常。

第七步　其他：QT间期无异常。

**【心电图诊断】**窦性心动过缓。

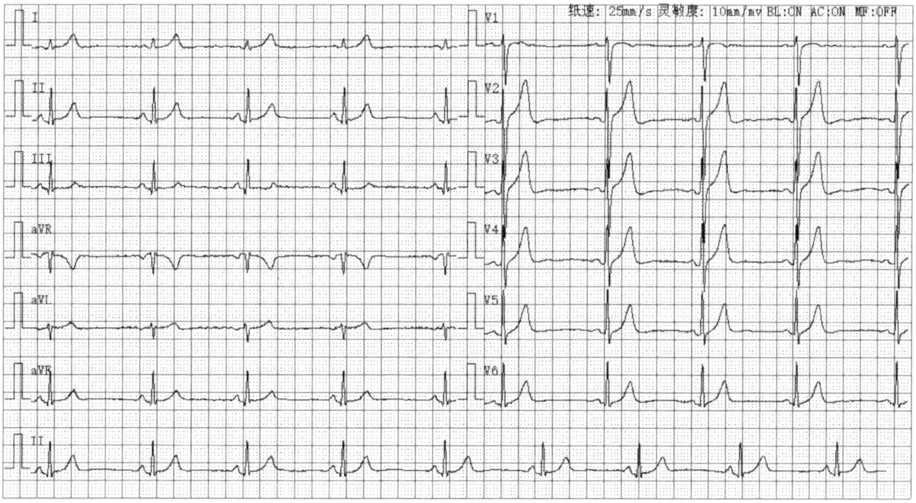


图2-4　窦性心动过缓

**3. 临床意义**

（1）生理性：多数见于正常人，如安静睡眠状态、迷走神经张力过高者（运动员、体力劳动者等）。

（2）病理性：病态窦房结综合征、急性下壁心肌梗死、高血钾、颅内压增高及阻塞性黄疸等。

（3）药物性：β-受体阻滞剂（比索洛尔、美托洛尔）、洋地黄、镇静药物等可引起窦性心动过缓。

## 五、窦性停搏

窦性停搏又称窦性静止，是指窦房结一过性或永久性丧失了自律性而不能及时发放冲动，导致心脏暂停活动。此时，低位起搏点通常发出保护性激动，表现出逸搏或逸搏心律。如果窦性停搏太久，又无其他起搏点代替窦房结发出激动，心脏较长时间停止射血，可引起晕厥或阿-斯综合征，严重时会出现猝死。

**1. 心电图特征**

（1）显著长的间期内无窦性P波。

（2）长PP间期与基本窦性PP间期无倍数关系。

（3）长间歇后常出现逸搏或逸搏心律。

**2. 看图（图2-5）步骤**

第一步　心率：43次/min，节律不规整。

第二步　P波：窦性P波，Ⅰ、Ⅱ、aVF、$V_4$～$V_6$↑，aVR↓；大小、振幅在正常范围；基础PP间期1.1 s，长PP间期3.5 s，两者无倍数关系。

第三步　PR间期：0.40 s。

第四步　QRS波群：形态无异常，电轴、电压、时间无异常。

第五步　ST段：ST段无异常偏移。

第六步　T波：无异常。

第七步　其他：QT间期无异常。

**【心电图诊断】**窦性心动过缓，窦性停搏，一度房室传导阻滞。

**3. 临床意义**

（1）原发性窦性停搏：见于各种器质性心脏病引发的窦房结本身病变，即病窦综合征。

（2）继发性窦性停搏：见于迷走神经张力显著增高、颈动脉窦过敏、急性心肌梗死、急性心肌炎、高血钾及药物（洋地黄、奎尼丁）作用等。

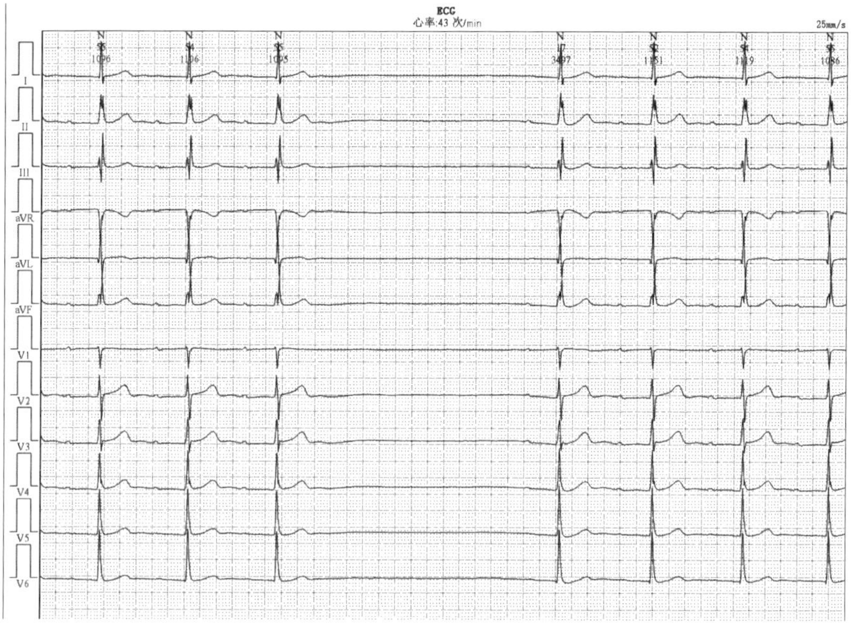


图2-5　窦性心动过缓，窦性停搏，一度房室传导阻滞

## 六、窦房结内游走心律

窦性激动的起搏点不固定，在窦房结头部、体部及尾部之间来回游走发放冲动，形成窦房结内游走心律（图2-6）。窦性起搏点在头部时自律性高、频率快；而在尾部时自律性低、频率慢；若发自体部，则其自律性、频率介于头部和尾部之间。当迷走神经张力降低时，起搏点位于窦房结头部，心率较快；而迷走神经张力增高时，起搏点游走至窦房结尾部，心率变慢。

**1. 心电图特征**

（1）P波振幅由高→低或由低→高周期性改变。

（2）PP间期相差＞0.12 s，P波振幅较高时，PP间期较短；随着P波振幅逐渐减低，PP间期又逐渐延长。

（3）P波时间正常。

**2. 看图（图2-6）步骤**

第一步　心率：63次/min，节律规整。

第二步　P波：窦性P波，Ⅰ、Ⅱ、aVF、$V_4$～$V_6$↑，aVR↓；P波振幅较高时，PP间期较短；随着P波振幅逐渐减低，PP间期又逐渐延长；大小、振幅在正常范围。

第三步　PR间期：0.15 s。

第四步　QRS波群：间期0.08 s，电轴88°，形态、振幅无异常。

第五步　ST段：ST段无异常偏移。

第六步　T波：无异常。

第七步　其他：QT间期无异常。

**【心电图诊断】**窦房结内游走心律。

**3. 临床意义**

窦房结内游走心律不齐多属于生理现象，与自主神经张力不同有关，多见于正常人，少数由摄入洋地黄过量引起。

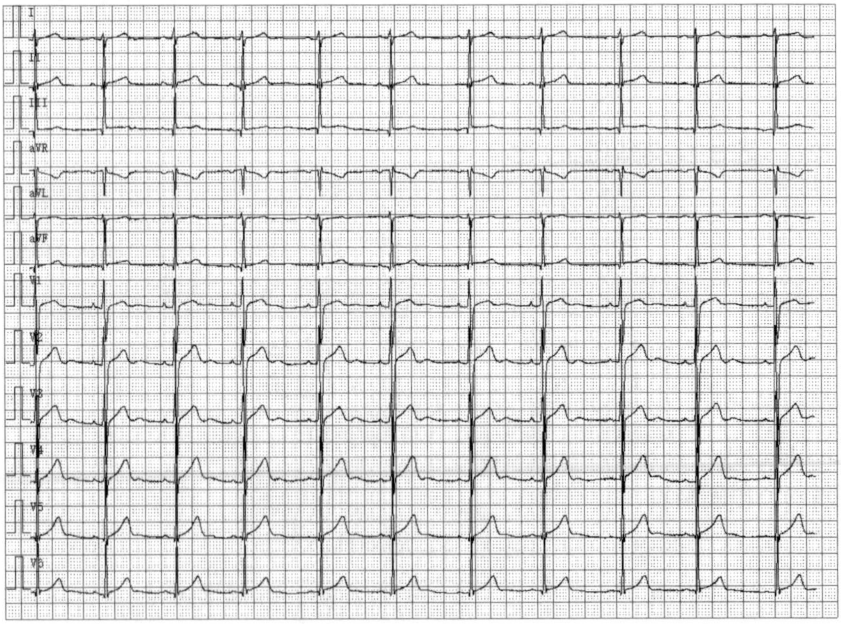


图2-6　窦房结内游走心律

（杨薪　王紫书）

CHAPTER 3

# 第三章

# 期前收缩

期前收缩，是指由窦房结以外的异位起搏点提前发出的激动。按照异位激动的起源，过早搏动可分为房性、交界性和室性三种。无论哪一种，心电图大多表现出以下特征：①提前产生激动。②提前的激动替代了一次正常的窦性搏动，在其后出现一个较长的间歇（正常心动周期），称为代偿间歇。代偿间歇有完全性和不完全性两种：包含早搏的PP间期小于基本窦性PP间距的2倍，称为不完全性代偿间歇；包含早搏的PP间期等于或大于基本窦性PP间距的2倍，称为完全性代偿间歇。有少数窦性心律较缓且提前明显的早搏，没影响窦性激动下传心室，而是插在两次正常的窦性心搏之间，其后无代偿间歇，故称为插入性早搏。

根据早搏的频度可分为偶发性早搏和频发性早搏。偶发性早搏指早搏发生的次数≤5次/min（图3-1、图3-8至图3-11）；而频发性早搏是早搏发生的次数＞5次/min（图3-2、图3-12、图3-13）。当窦性心搏与早搏成组出现，称为联律。如每一个窦性心搏之后出现一个早搏，连续三组以上，称为早搏二联律（图3-4、图3-16）；每两个窦性心搏之后出现一个早搏，连续三组以上，称为早搏三联律（图3-5、图3-15、图3-17、图3-18）。有时，在窦性心搏之后连续出现两个早搏称为连发，又称为成对性早搏（图3-7、图3-11、图3-15）。若每两个窦性激动后出现成对性早搏，并连续三组以上，则称为早搏四连律。

根据早搏形态还可分为单源性早搏和多源性早搏。单源性早搏是指出现早搏的兴奋起搏点只有一个的早搏，而多源性早搏是指起源于多个病灶的异位搏动。心电图上判断多源性早搏的标志是配对间期不一致，早搏形态不一致。多源性房性早搏可见多个配对间期不一致的房性早搏，房性早搏的形态多样；多源性交界性早搏是指配对间期不一致的交界性早搏；多源性室性早搏是指配对间期不一致，形态不一致的早搏。

## 一、房性早搏

由心房内异位起搏点提前发出的激动称为房性早搏。心房异位起搏点发出的激动首先除极心房，除极的顺序与窦性激动引起的心房除极不同，所以形成的房性P波在形态上与窦性P波不相同，为更好区别，一般用P′波表示。心房异位起搏点因距离窦房结较近，提前产生的房性激动常逆传侵入窦房结，导致窦房结提前激动，扰乱其正常节律，使窦房结发生节律重整。房性早搏的代偿间歇一般属于不完全性代偿间歇。

房性激动下传心室有多种不同的表现：①多数情况下，提前的P′波后出现形态与窦性心搏相同的QRS波群。②有些房性早搏发生过早，当激动到达房室交界区时，交界区尚处于前一次激动的相对不应期，经交界区的传导速度减慢，导致心电图出现干扰性P′R间期延长。③若早搏提前得更早，交界区处于有效不应期，则可造成该房性激动不能下传至心室，心电图上表现为提前的P′波后无下传的QRS波群，称为未下传的房性早搏（图3-6）。④有时提前出现的房性激动传至心室，心室内部分传导组织仍处于不应期，因而其支配的心肌推迟除极，使心室除极顺序发生改变，从而造成QRS波群形态增宽畸形，称为室内差异性传导（图3-3）。

**1. 心电图特征**

（1）提前出现P′波，其形态与窦性P波不同。

（2）P′波后多数出现形态、时间正常的QRS波群；少数P′波后无QRS波群，另有少数P′波后可见宽大畸形的QRS波群。

（3）房性期前收缩的P′R间期正常，也可能延长（房室结干扰现象）。

（4）代偿间歇多数不完全。

**2. 看图步骤**

（1）频发房性早搏（图3-1）。

第一步　心率：79次/min，节律不规整。

第二步　P波：窦性P波，Ⅰ、Ⅱ、aVF、$V_4$～$V_6$↑，aVR↓；大小、振幅在正常范围；$P_8$、$P_{12}$为提前出现的房性P′波（P′R间期0.13 s）。

第三步　PR间期：0.14 s。

第四步　QRS波群：间期0.08 s，电轴49°，形态、振幅无异常。

第五步　ST段：无异常偏移。

第六步　T波：无异常。

第七步　其他：QT间期无异常。

【心电图诊断】窦性心律，频发房性早搏。

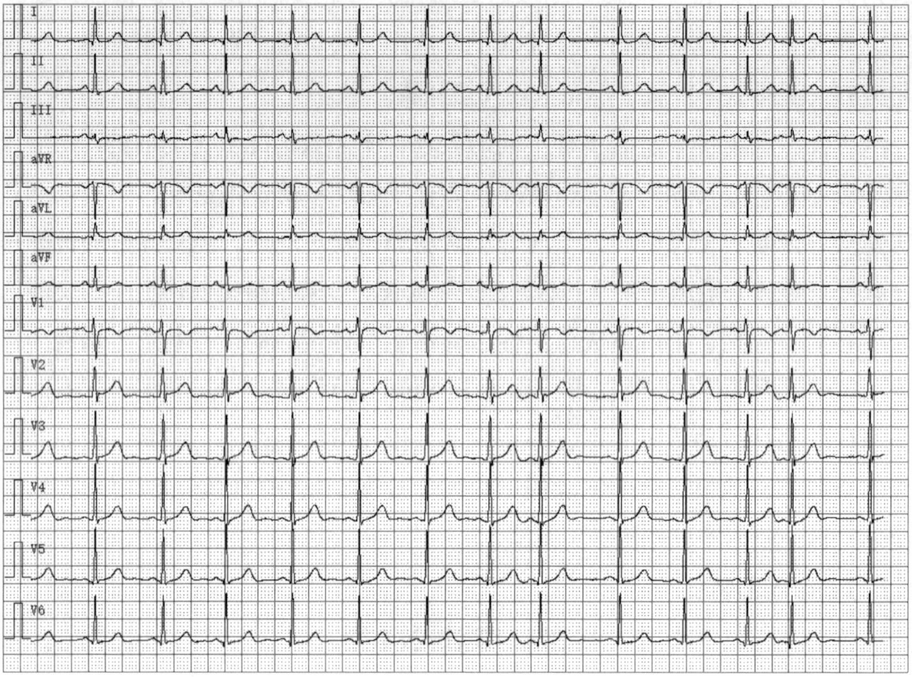

图3-1 频发房性早搏

（2）偶发房性早搏（图3-2）。

第一步 心率：68次/min，节律不规整。

第二步 P波：窦性P波，Ⅰ、Ⅱ、aVF、$V_4$～$V_6$↑，aVR↓；大小、振幅在正常范围；$P_5$为提前出现的房性P′波（P′R间期0.14 s）。

第三步 PR间期：0.17 s。

第四步 QRS波群：间期0.09 s，电轴22°，形态、振幅无异常。

第五步 ST段：无异常偏移。

第六步 T波：无异常。

第七步 其他：QT间期无异常。

【心电图诊断】窦性心律，偶发房性早搏。

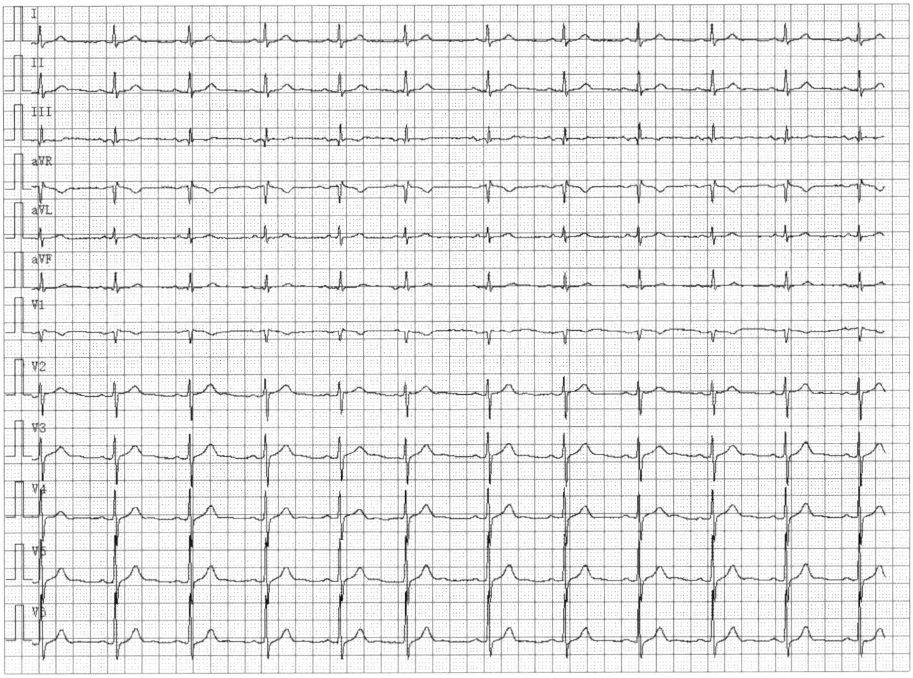


图3-2　偶发房性早搏

（3）偶发房性早搏伴室内差异性传导（图3-3）。

第一步　心率：73次/min，节律不规整。

第二步　P波：窦性P波，Ⅰ、Ⅱ、aVF、$V_4$～$V_6$↑，aVR↓；大小、振幅在正常范围；$P_5$为提前出现的房性P′波（P′R间期0.18 s，为干扰性P′R间期延长）。

第三步　PR间期：0.14 s。

第四步　QRS波群：间期0.08 s，电轴、形态、振幅无异常；$P_5$-QRS波群为房性早搏伴室内差异性传导，为完全性右束支阻滞形态。

第五步　ST段：无异常偏移。

第六步　T波：无异常。

第七步　其他：QT间期无异常。

**【心电图诊断】**窦性心律，偶发房性早搏伴室内差异性传导。

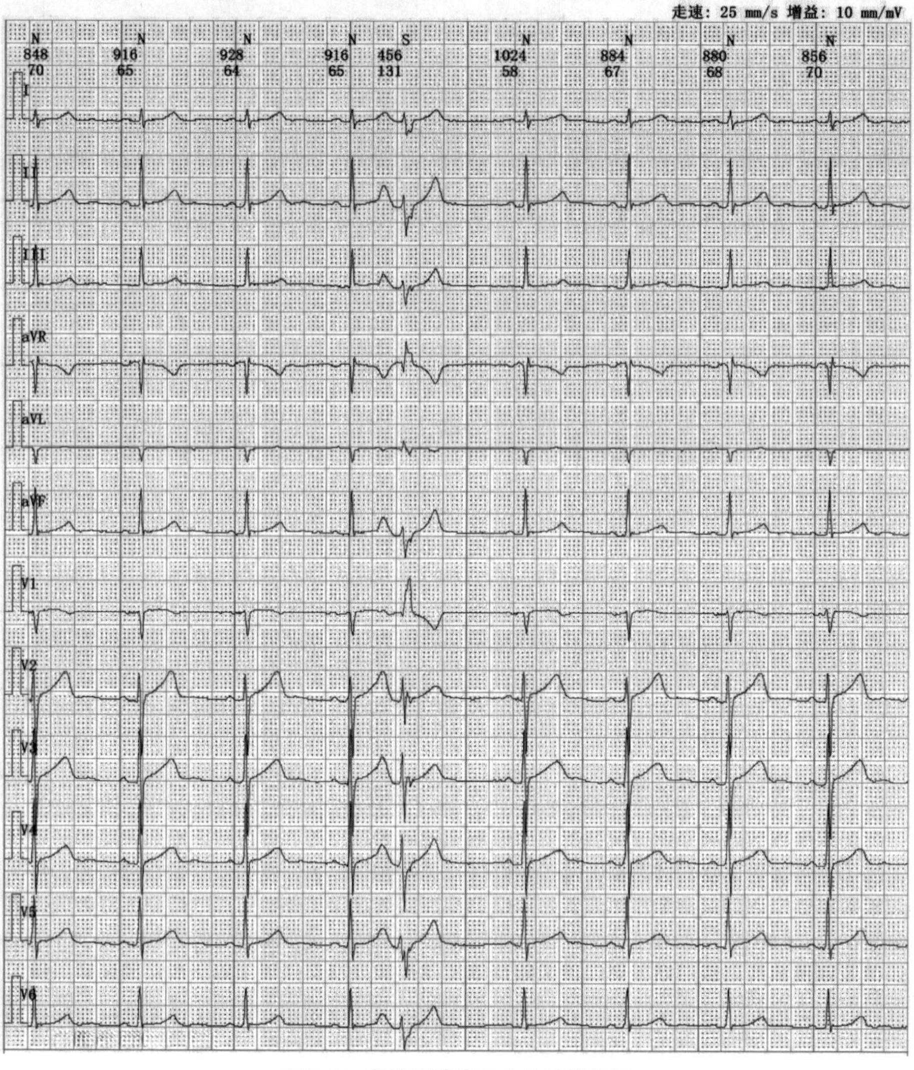


图3-3　房性早搏伴室内差异性传导

（4）房性早搏二联律（图3-4）。

第一步　心率：74次/min，节律不规整。

第二步　P波：窦性P波，Ⅰ、Ⅱ、aVF、$V_4$～$V_6$↑，aVR↓；大小、振幅在正常范围；提前房性P′波为Ⅱ、aVF正负双向，aVR正向；窦性P波与房性P′波以二联律出现。

第三步　PR间期：0.16 s。

第四步　QRS波群：间期0.09 s，电轴、形态、振幅无异常。

第五步　ST段：无异常偏移。

第六步　T波：无异常。

第七步　其他：QT间期无异常。

**【心电图诊断】**窦性心律，频发房性早搏二联律。

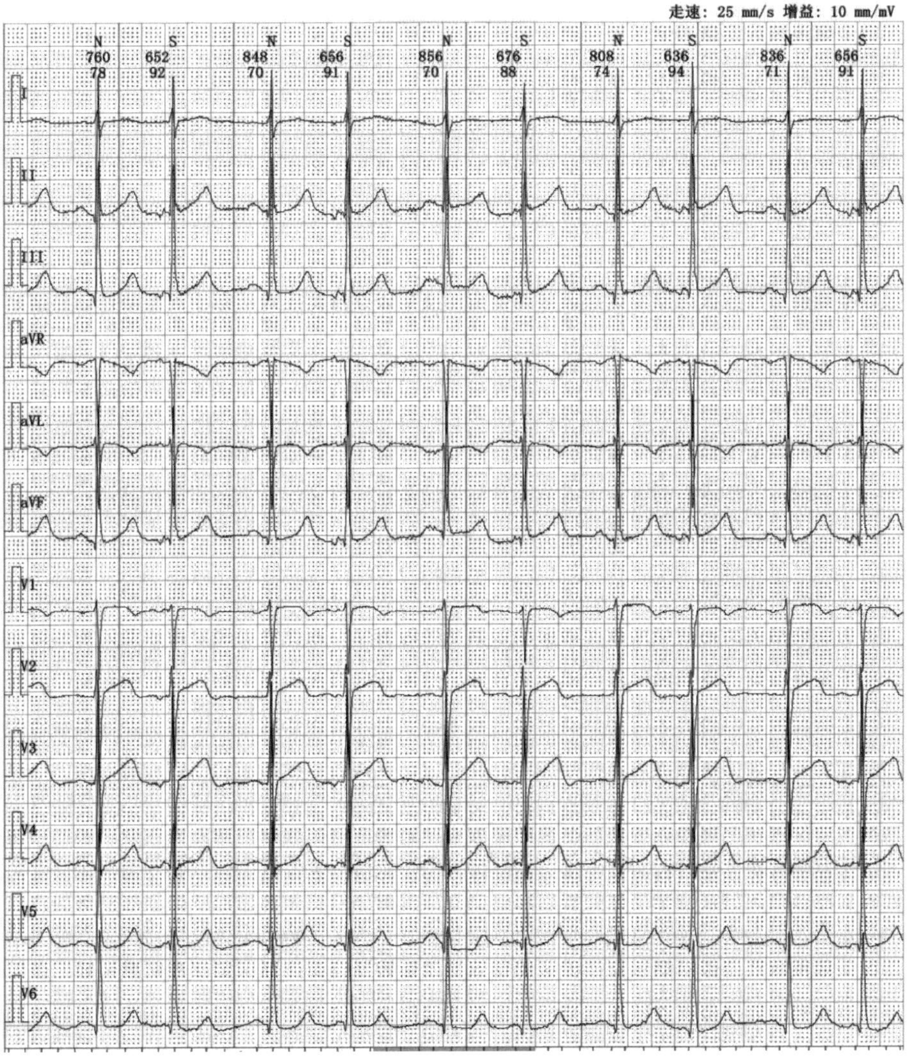


图3-4　频发房性早搏二联律

（5）频发房性早搏三联律（图3-5）。

第一步 心率：80次/min，节律不规整。

第二步 P波：窦性P波，Ⅰ、Ⅱ、aVF、$V_4$～$V_6$↑，aVR↓；大小、振幅在正常范围。

第三步 PR间期：0.18 s。

第四步 QRS波群：间期0.08 s，电轴、形态、振幅无异常；$R_3$、$R_6$、$R_9$提前出现，呈三联律。

第五步 ST段：无异常偏移。

第六步 T波：Ⅱ、Ⅲ、aVF导联$R_2$、$R_5$、$R_8$的T波与其他心搏的T波相比，振幅增高，此为提前的房性P′波落在T波上所致。

第七步 其他：QT间期无异常。

**【心电图诊断】**窦性心律，频发房性早搏三联律。

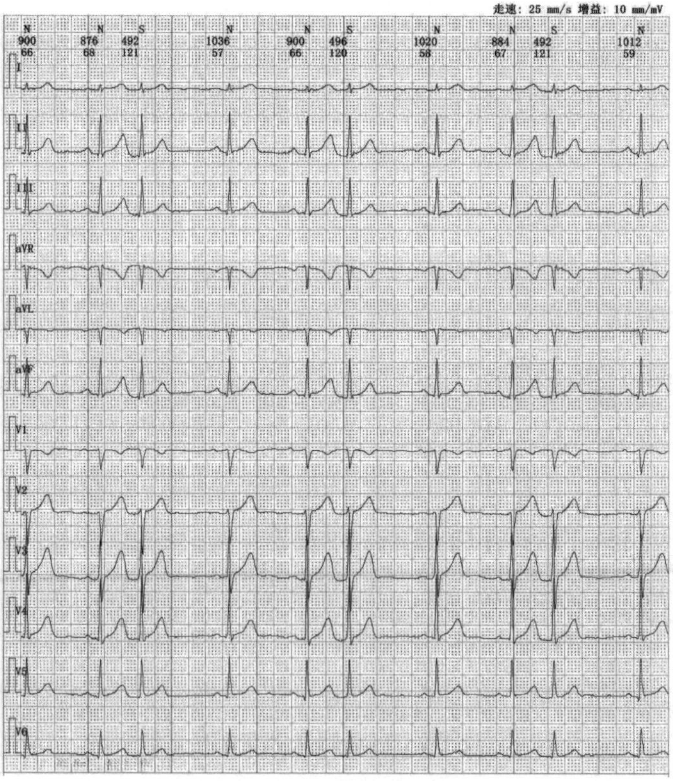


图3-5 频发房性早搏三联律

（6）房性早搏未下传（图3-6）。

第一步　心率：63次/min，节律不规整。

第二步　P波：窦性P波，Ⅰ、Ⅱ、aVF、$V_4$～$V_6$↑，aVR↓；大小、振幅在正常范围；提前房性P′波落在前一个心搏的T波上。

第三步　PR间期：0.22 s。

第四步　QRS波群：间期0.07 s，电轴、形态、振幅无异常。

第五步　ST段：无异常偏移。

第六步　T波：无异常。

第七步　其他：QT间期无异常。

**【心电图诊断】**窦性心律，一度房室传导阻滞，偶发房性早搏未下传。

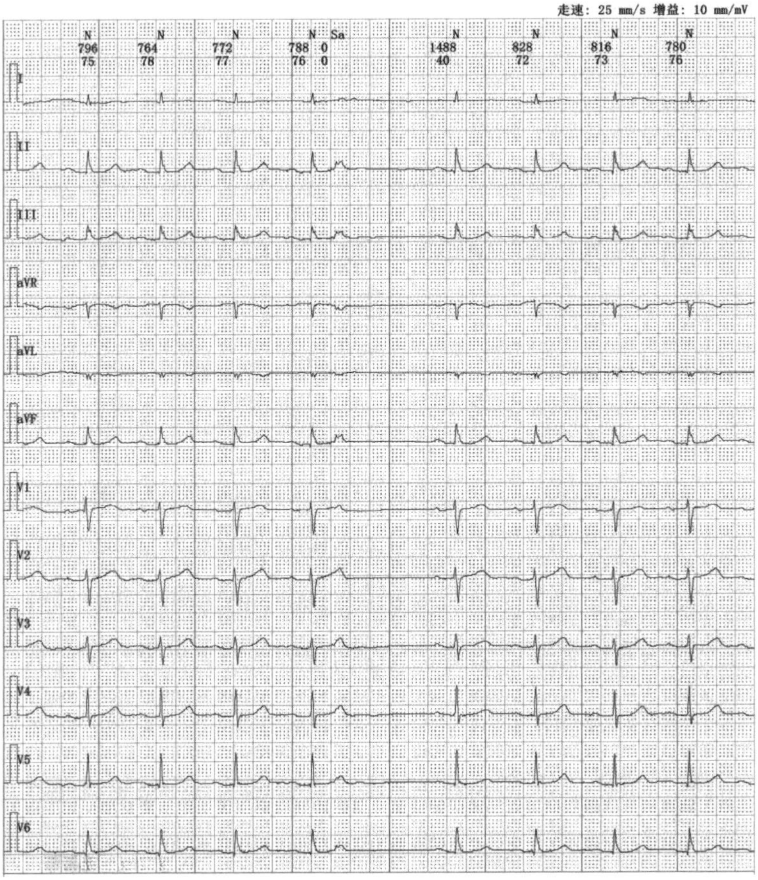


图3-6　偶发房性早搏未下传

（7）成对房性早搏（图3-7）。

第一步　心率：64次/min，节律不规整。

第二步　P波：窦性P波，Ⅰ、Ⅱ、aVF、$V_4$～$V_6$↑，aVR↓；大小、振幅在正常范围；连续提前两个房性P′波。

第三步　PR间期：0.17 s。

第四步　QRS波群：间期0.08 s，电轴、形态、振幅无异常。

第五步　ST段：无异常偏移。

第六步　T波：无异常。

第七步　其他：QT间期无异常。

**【心电图诊断】**窦性心律，成对房性早搏。

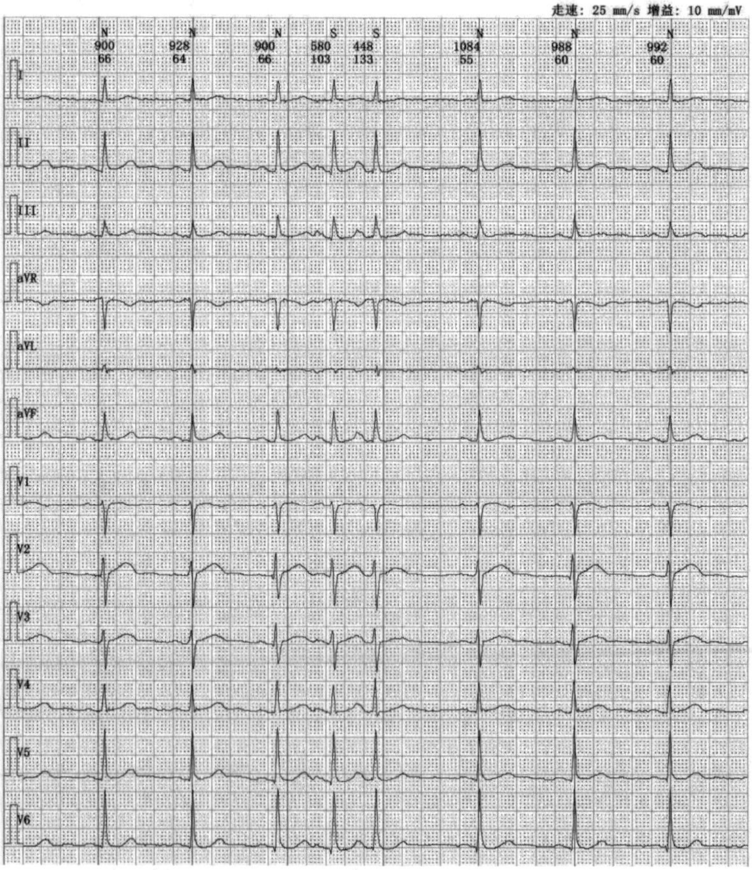


图3-7　成对房性早搏

### 3. 临床意义

正常人常可出现房性早搏，这是非常普遍的现象，并无病理性的意义。如果合并有心悸症状，可以减少吸烟、饮酒或咖啡，保持良好作息。若房性早搏呈频发性、成对出现或多形性，多为房性心动过速、心房颤动的先兆，要排除心脏器质性病变的可能。

## 二、交界性早搏

房室交界区包括房–结区、结区和结–希区。一般认为结区无起搏细胞，起源于房–结区或结–希区的激动无法区分，统称为交界性心律。交界区起搏点属于窦房结以下的次级起搏点，自律性较低（固有频率为40～60次/min），因而正常情况下处于“潜在状态”。当起源于交界区的激动以逆向传导的方式传至心房，产生的P′波为逆向型，在Ⅱ、Ⅲ、aVF导联倒置，aVR、$V_1$导联直立。交界区激动通过希氏束–浦肯野纤维传至心室，故产生与窦性心搏相同的QRS波群。逆行P′波与QRS波群的关系取决于起搏点在交界区的位置以及激动逆传至心房和下传至心室的传导时间。如逆传快于下传，则P′波位于QRS波群之前（图3–8）；如下传快于逆传，则P′波位于QRS波群之后（图3–9）；若逆传与下传速度相等，则P′波融于QRS波群之中（图3–10）。

### 1. 心电图特征

（1）逆向型P′波可能位于QRS波群之前，可能位于QRS波群之后，也可能埋没于QRS波群之中。

（2）提早出现的QRS波群，多数时间、形态正常，有时因室内差异性传导可呈宽大畸形波形。

（3）代偿间歇完全或不完全。

### 2. 看图步骤

（1）窦性心律，偶发交界性早搏（图3–8）。

第一步　心率：73次/min，节律不规整。

第二步　P波：窦性P波，Ⅰ、Ⅱ、aVF、$V_4$～$V_6$↑，aVR↓；大小、振幅在正常范围；$P_4$为提前的逆向型P′（P′R间期<0.12 s）。

第三步　PR间期：0.13 s。

第四步　QRS波群：间期0.09 s，电轴、形态、振幅无异常。

第五步　ST段：无异常偏移。

第六步　T波：无异常。

第七步　其他：QT间期无异常。

**【心电图诊断】**窦性心律，偶发交界性早搏。

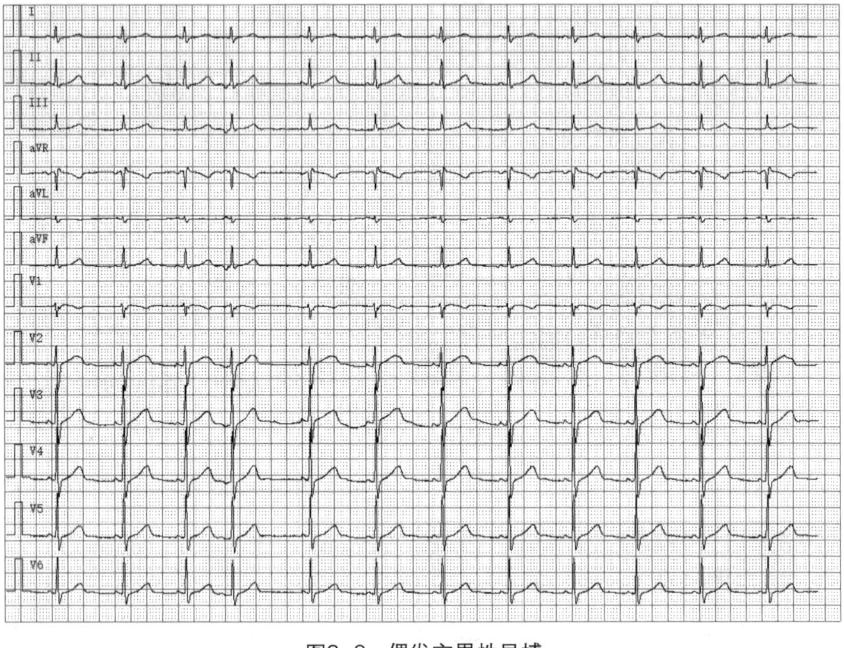


图3-8　偶发交界性早搏

（2）窦性心动过缓，偶发交界性早搏（图3-9）。

第一步　心率：49次/min，节律不规整。

第二步　P波：窦性P波，Ⅰ、Ⅱ、aVF、$V_4$～$V_6$↑，aVR↓；大小、振幅在正常范围；可见P′波位于QRS波群之后（RP′间期0.16 s）。

第三步　PR间期：0.16 s。

第四步　QRS波群：间期0.08 s，电轴、形态、振幅无异常；$R_4$为提前出现交界性早搏（P′波位于QRS波群之后）。

第五步　ST段：无异常偏移。

第六步　T波：无异常。

第七步　其他：QT间期无异常。

**【心电图诊断】**窦性心动过缓，偶发交界性早搏。

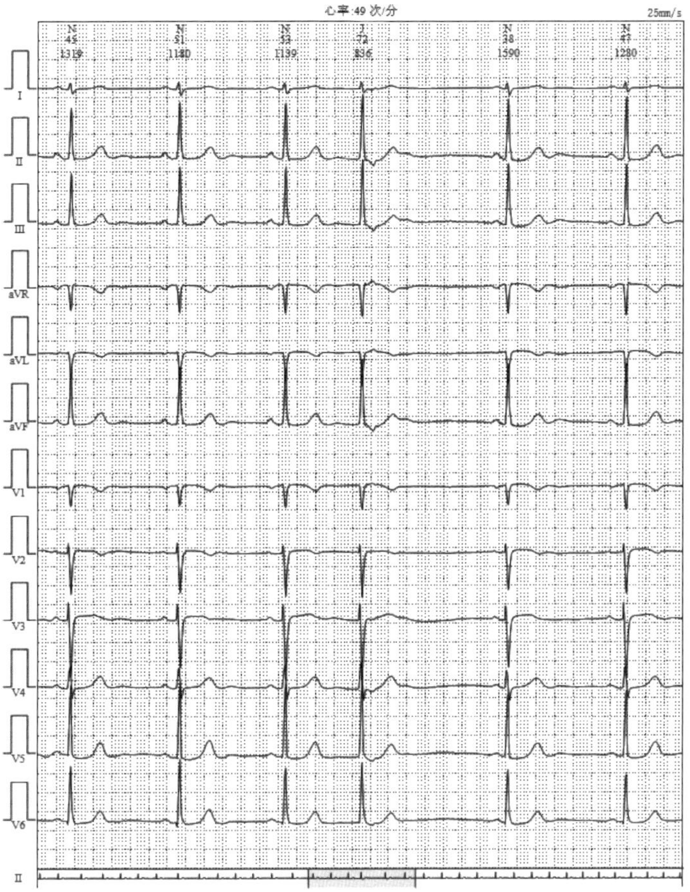

图3-9　窦性心动过缓，偶发交界性早搏

（3）窦性心动过缓，交界性早搏（图3-10）。

第一步　心率：56次/min，节律不规整。

第二步　P波：窦性P波，Ⅰ、Ⅱ、aVF、$V_4$～$V_6$↑，aVR↓；大小、振幅在正常范围；$R_4$为提前出现，其前无相关P波。

第三步　PR间期：0.17 s。

第四步　QRS波群：间期0.09 s，电轴、形态、振幅无异常。

第五步　ST段：无异常偏移。

第六步　T波：无异常。

第七步　其他：QT间期无异常。

【心电图诊断】窦性心动过缓，交界性早搏。

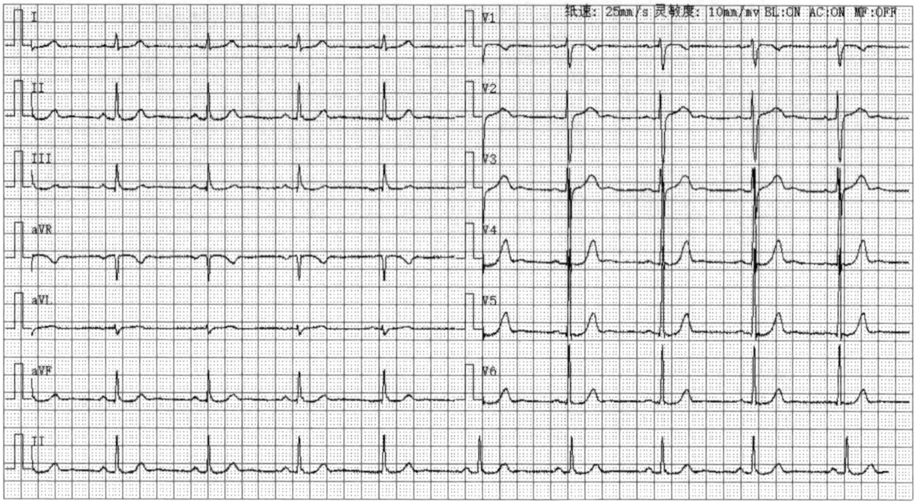


图3-10　窦性心动过缓，交界性早搏

（4）成对交界性早搏（图3-11）。

第一步　心率：69次/min，节律不规整。

第二步　P波：窦性P波，Ⅰ、Ⅱ、aVF、$V_4$～$V_6$↑，aVR↓；大小、振幅在正常范围；$P_5$、$P_6$、$P_{12}$为提前逆向型P′（P′R间期＜0.12 s），$P_5$、$P_6$为连续两个（成对）P′波。

第三步　PR间期：0.13 s。

第四步　QRS波群：间期0.08 s，电轴、形态、振幅无异常。

第五步　ST段：无异常偏移。

第六步　T波：无异常。

第七步　其他：QT间期无异常。

【心电图诊断】窦性心律，频发交界性早搏，成对交界性早搏。

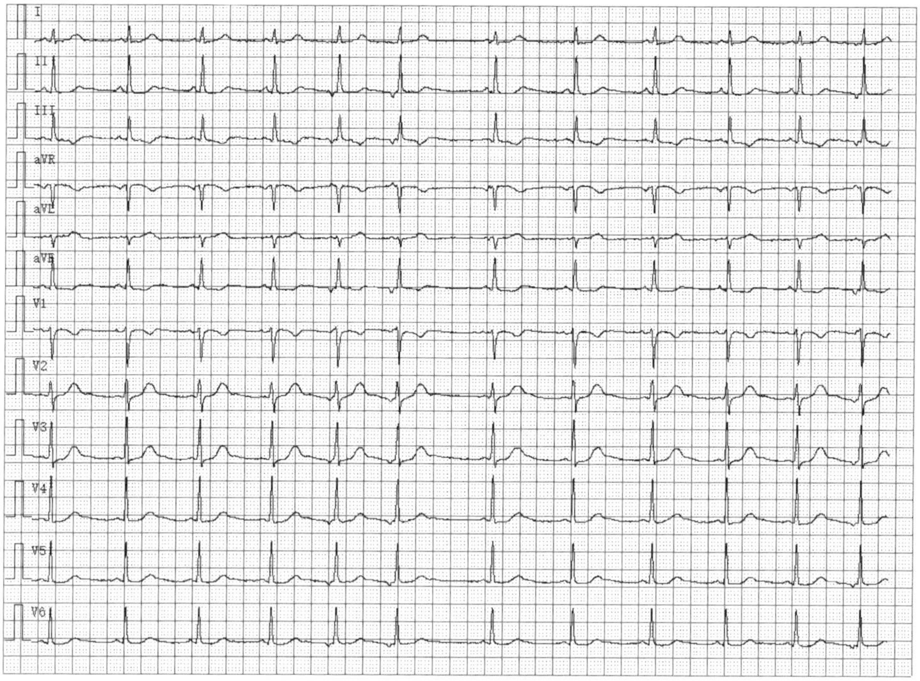


图3-11 成对交界性早搏

### 3. 临床意义

交界性早搏比较少见，可见于正常人，也可见于器质性心脏病患者，治疗原则是治疗基础病因。

## 三、室性早搏

室性早搏是在窦房结冲动尚未抵达心室之前，由心室中的任何一个部位或室间隔的异位节律点，提前发出电冲动引起心室的除极。室性早搏通常起源于希氏束及希氏束分叉以下的异位激动。

由于室性早搏起源于一侧心室，同侧心室先除极，对侧心室延迟除极，故其QRS波群宽大畸形，类似束支阻滞图形，但与典型的束支阻滞有所不同。室性早搏均伴有ST段和T波的改变。以R波占优势的导联出现ST段压低和T波倒置，以S波占优势的导联出现ST段抬高和T波高耸，此种ST-T改变为继发性改变。室性早搏代偿间歇多为完全性代偿，这是因为室性期前收缩的激动未能逆传至心房，窦性周期未发生节律重整，故包含室性期前收缩的RR间期正好等于2个窦性周期之和。也有少部分情况，当室性早搏的激动逆传至窦房结，窦性周期发生节律重整，下一个窦性激动按时或延迟出现，因而包含室性期前收缩的RR间期短于或长于2个窦性周期之和，则出现代偿间歇不完全。而插入室性早搏是指室性早搏插入到两个窦性周期之中，其后无代偿间期，多见于窦性心动过缓或舒张晚期出现的室性早搏（图3-13、图3-14）。

R-on-T型室性早搏是指室性早搏落于前一个心搏的T波顶部或降支上，属于心室易损期，容易引起心室颤动，既往被认为是一种危险的室性早搏。目前，在更多的临床数据中观察到，并非所有的R-on-T型室性早搏都能引起心室颤动，之所以导致心室颤动可能与心肌状态、基础疾病等多种因素有关。

**1. 心电图特征**

（1）提前出现的QRS-T波群前无P波或相关P波。

（2）提前出现的QRS波群宽大畸形，时间＞0.12 s，T波方向与QRS波群主波方向相反。

（3）多为完全性代偿间歇。

**2. 看图步骤**

（1）频发室性早搏（图3-12）。

第一步　心率：66次/min，节律不规整。

第二步　P波：窦性P波，Ⅰ、Ⅱ、aVF、$V_4$～$V_6$↑，aVR↓；大小、振幅在正常范围。

第三步　PR间期：0.17 s。

第四步　QRS波群：间期0.09 s，电轴、形态、振幅无异常；$R_1$、$R_4$、$R_7$及$R_{11}$为提前出的现宽大畸形QRS波群，其前无相关P波。

第五步　ST段：无异常偏移。

第六步　T波：无异常。

第七步　其他：QT间期无异常。

**【心电图诊断】**窦性心律，频发室性早搏。

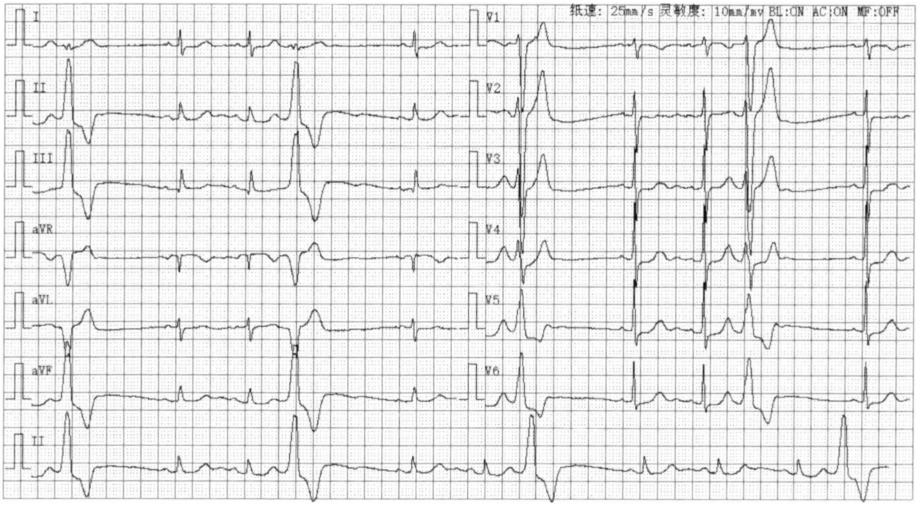


图3-12 频发室性早搏

（2）频发插入型室性早搏（图3-13）。

第一步 心率：70次/min，节律不规整。

第二步 P波：窦性P波，Ⅰ、Ⅱ、aVF、$V_4$～$V_6$↑，aVR↓；大小、振幅在正常范围。

第三步 PR间期：0.13 s。

第四步 QRS波群：间期0.09 s，电轴、形态、振幅无异常；$R_4$及$R_{10}$为提前出的现宽大畸形QRS波群，插到两个窦性周期之中。

第五步 ST段：无异常偏移。

第六步 T波：无异常。

第七步 其他：QT间期无异常。

**【心电图诊断】**窦性心律，频发插入型室性早搏。

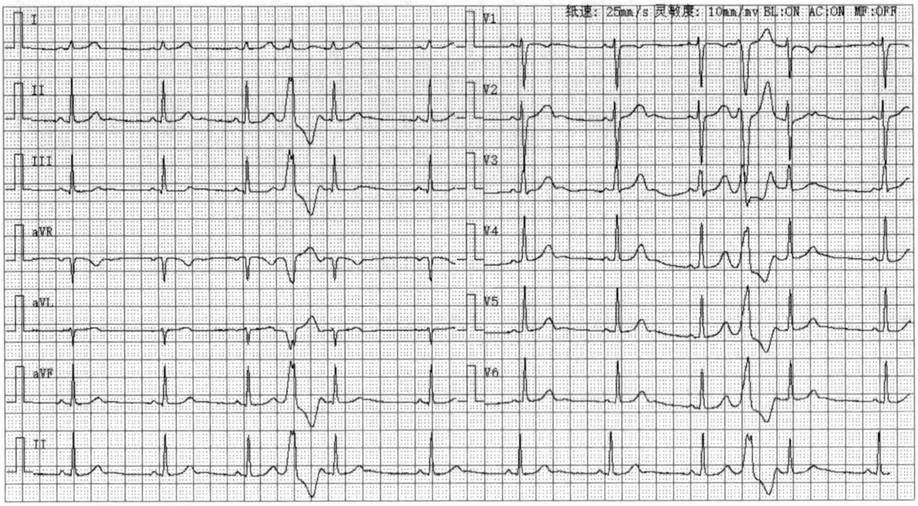


图3-13 频发插入型室性早搏

（3）间位性室性早搏（图3-14）。

第一步　心率：77次/min，节律不规整。

第二步　P波：窦性P波，Ⅰ、Ⅱ、aVF、$V_4$～$V_6$↑，aVR↓；大小、振幅在正常范围。

第三步　PR间期：0.20 s。

第四步　QRS波群：间期0.10 s，电轴、形态、振幅无异常；$R_3$为提前出现的宽大畸形QRS波群，插入到两个窦性周期之中（引起后一个窦性心搏PP间期干扰性延长）。

第五步　ST段：无异常偏移。

第六步　T波：Ⅱ、aVF、$V_5$～$V_6$低平或倒置。

第七步　其他：QT间期无异常。

**【心电图诊断】**窦性心律，偶发间位性室性早搏，T波异常。

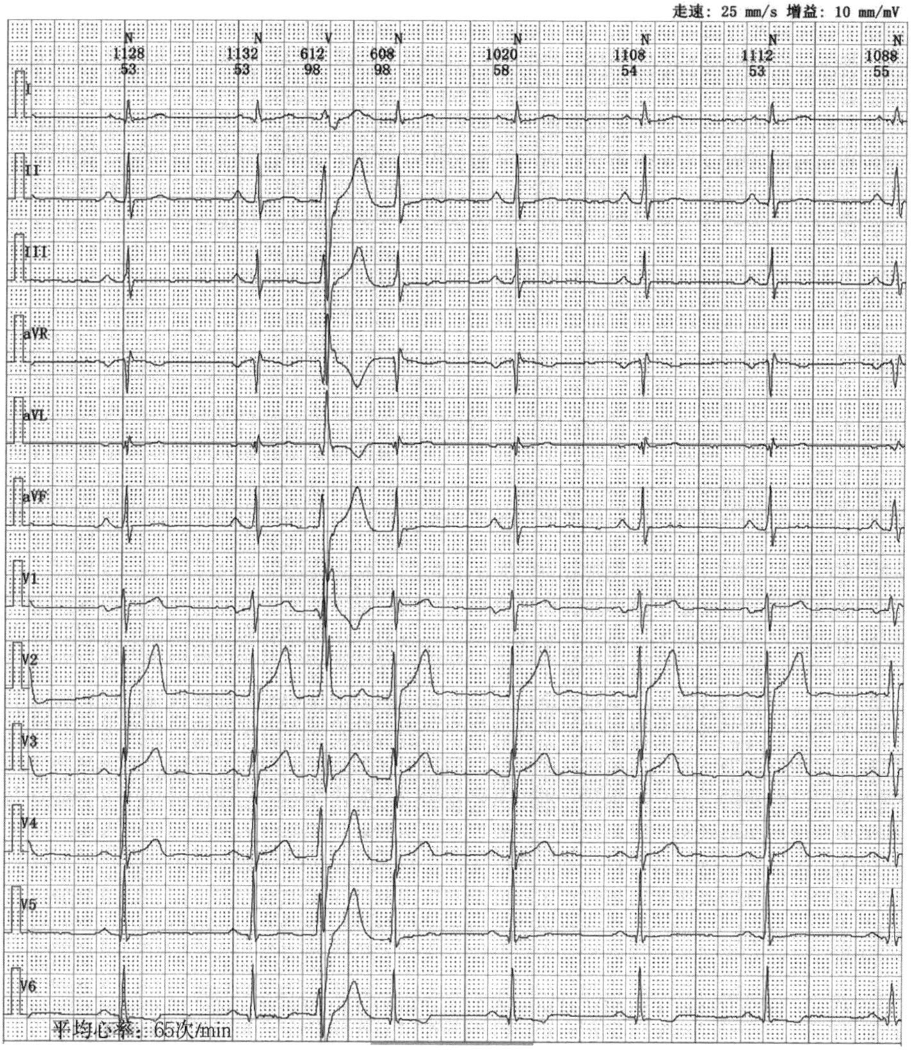


图3-14 偶发间位性室性早搏

（4）成对室性早搏（图3-15）。

第一步 心率：65次/min，节律不规整。

第二步 P波：窦性P波，Ⅰ、Ⅱ、aVF、$V_4$～$V_6$↑，aVR↓；大小、振幅在正常范围。

第三步 PR间期：0.19 s。

第四步 QRS波群：间期0.09 s，电轴、形态、振幅无异常；$R_2$、$R_5$及$R_6$

为提前出现的宽大畸形QRS波群，其前无相关P波，$R_5$及$R_6$为连续两个（成对）出现的宽大畸形QRS波群。

第五步　ST段：无异常偏移。

第六步　T波：无异常。

第七步　其他：QT间期无异常。

**【心电图诊断】**窦性心律，频发室性早搏，成对室性早搏。

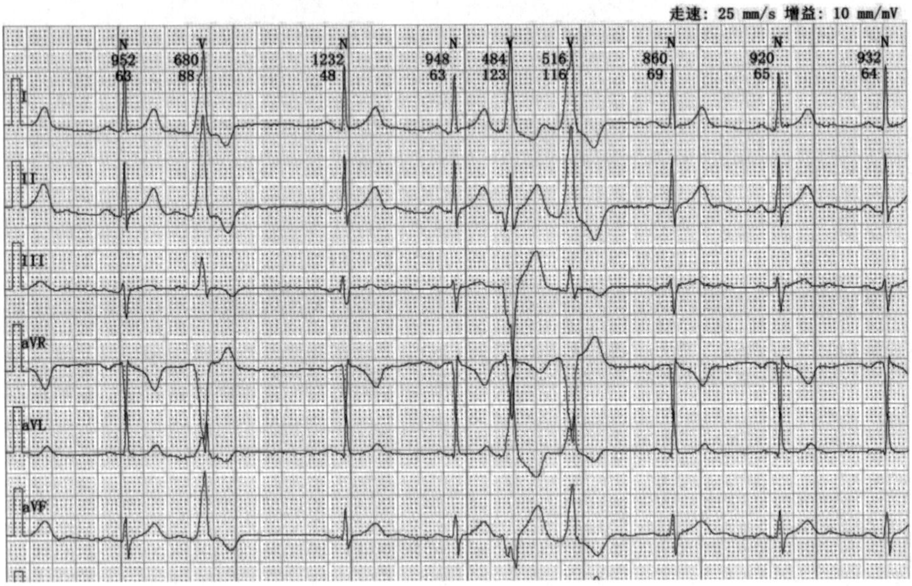


图3-15　成对室性早搏

（5）室性早搏二联律（图3-16）。

第一步　心率：81次/min，节律不规整。

第二步　P波：窦性P波，Ⅰ、Ⅱ、aVF、$V_4$～$V_6$↑，aVR↓；大小、振幅在正常范围。

第三步　PR间期：0.16 s。

第四步　QRS波群：间期0.09 s，电轴、形态、振幅无异常；$R_2$、$R_4$、$R_6$及$R_8$为提前出现的宽大畸形QRS波群，其前无相关P波，呈二联律。

第五步　ST段：无异常偏移。

第六步　T波：无异常。

第七步　其他：QT间期无异常。

**【心电图诊断】**窦性心律，频发室性早搏二联律。

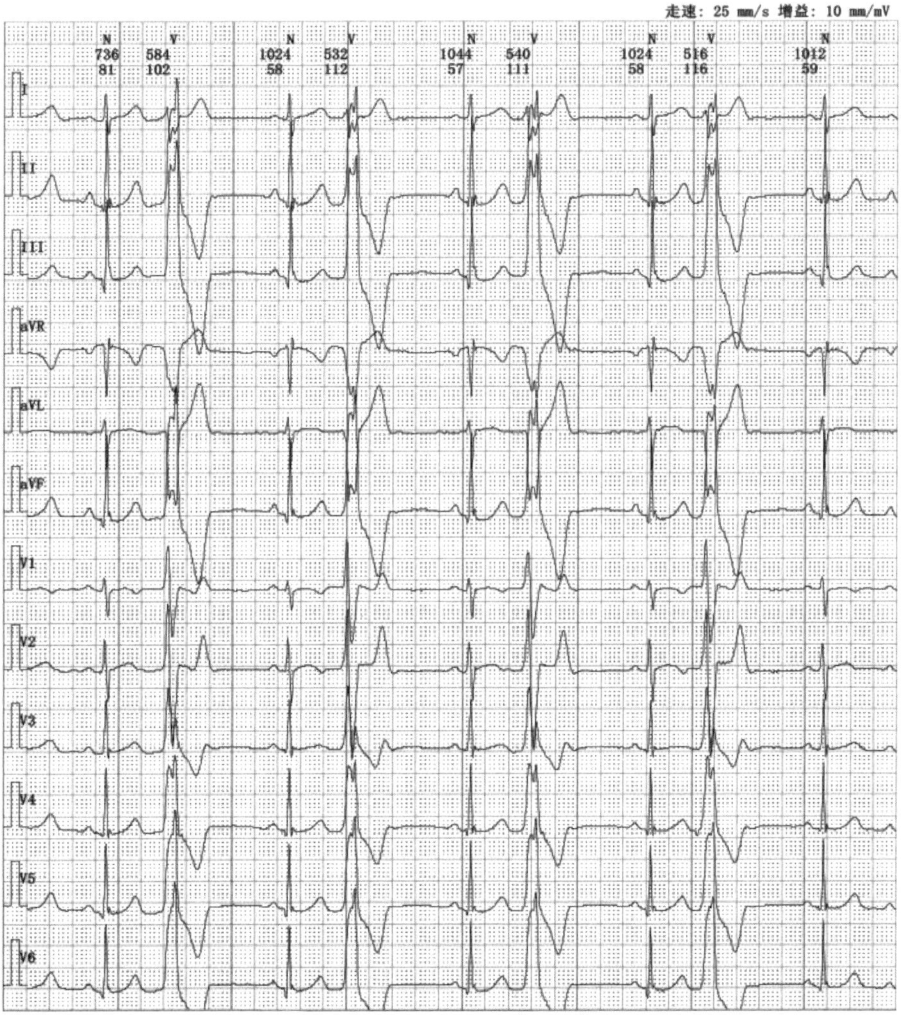


图3-16　频发室性早搏二联律

（6）室性早搏三联律①（图3-17）。

第一步　心率：84次/min，节律不规整。

第二步　P波：窦性P波，Ⅰ、Ⅱ、aVF、$V_4$～$V_6$↑，aVR↓；大小、振幅在正常范围。

第三步　PR间期：0.15 s。

第四步　QRS波群：间期0.08 s，电轴、形态、振幅无异常；$R_2$、$R_5$及$R_8$为提前出现的宽大畸形QRS波群，这些QRS波群有窦性P波（房室分离），呈三联律。

第五步　ST段：无异常偏移。

第六步　T波：无异常。

第七步　其他：QT间期无异常。

**【心电图诊断】**窦性心律，频发室性早搏三联律。

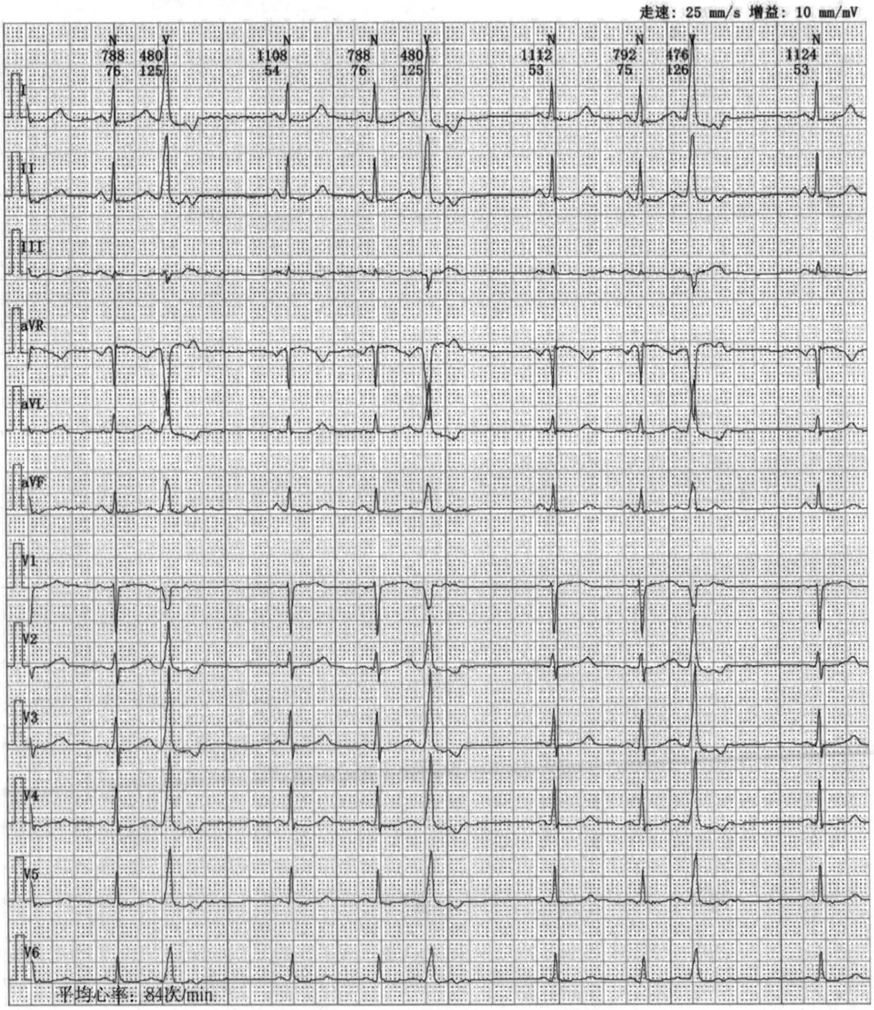


图3-17　频发室性早搏三联律①

（7）室性早搏三联律②（图3-18）。

第一步　心率：79次/min，节律不规整。

第二步　P波：窦性P波，Ⅰ、Ⅱ、aVF、$V_4$～$V_6$↑，aVR↓；大小、振幅在正常范围。

第三步　PR间期：0.16 s。

第四步　QRS波群：间期0.08 s，电轴、形态、振幅无异常；$R_3$、$R_6$及$R_9$

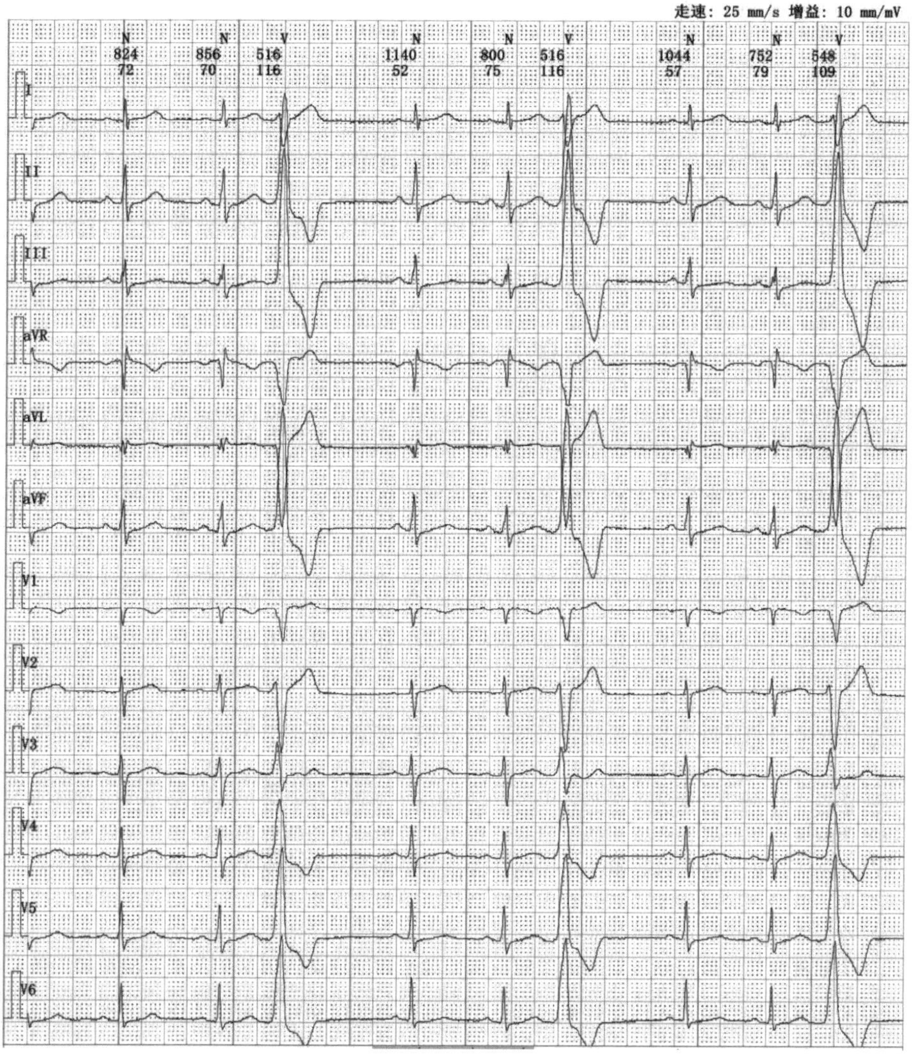


图3-18　频发室性早搏三联律②

为提前出现的宽大畸形QRS波群，其前无相关P波，呈三联律。

第五步　ST段：无异常偏移。

第六步　T波：无异常。

第七步　其他：QT间期无异常。

**【心电图诊断】**窦性心律，频发室性早搏三联律。

**3. 临床意义**

偶发室性早搏可见于正常人，并随年龄增长而逐渐增多，它对人体健康影响不大。大量饮酒、吸烟、喝浓茶或咖啡，及情绪紧张、消化不良、便秘，失眠、自主神经紊乱等可诱发偶发室性早搏。如无明显症状，不必使用药物治疗。当患者症状明显，治疗应以控制症状为目的，控制诱发因素，如减少吸烟、饮用咖啡、发生应激等的数量。频发性室性早搏多在器质性心脏病的基础上出现，最常见的心脏疾病是高血压、冠心病、心肌病、风湿性心脏病与二尖瓣脱垂。除了服用抗心律失常药物外，还应针对原发病及诱发原因进行治疗。

（杨薪　王紫书）

CHAPTER 4 第四章

# 异位心动过速

异位心律是指由窦房结以外的异位起搏点连续发出激动所形成的心脏节律，异位性心动过速则是一种主动的、频率快速的异位心律。

正常起搏：起搏点是窦房结，呈窦性心律，正常起搏频率为60～100次/min。

异位起搏：起搏点在窦房结以外，呈异位心律，频率可快、可慢、可正常。

按起搏早晚：提前是早搏，延后是逸搏。

按起搏点位置：房性、交界性、室性。

异位性心动过速的产生机制：折返激动、异位起搏点自律性增高和触发活动。其中，折返激动最为常见。

## 一、房室折返性心动过速

正常人的房室结—希氏束是房室之间唯一电激动传导的通路，其周围的房室环具有绝缘功能。而某些先天发育异常者的房室之间还存在异常的直接连接房室心肌的传导通路（Kent束），此通路被称作房室旁路或预激旁路。房室旁路的存在为激动在房室之间形成折返创造了条件。心房、正常房室传导系统、心室及房室旁路构成了一个大的房室折返环路，一个适时的激动可在该环路上持续折返，形成房室折返性心动过速（atrioventricular reentrant tachycardia，AVRT）。在阵发性室上性心动过速中，房室折返性心动过速是最为常见的类型之一，约占总数的50%。

### 1. 心电图特征

（1）频率为150～250次/min，节律规整。

（2）有时可于QRS波群之后见有逆行P′波，RP′间期＜P′R间期，RP′间期＞0.07 s。

（3）P′波与QRS波群之间始终呈1∶1的传导关系。

（4）大多数QRS波群的形态、时间正常。

### 2. 看图（图4-1）步骤

第一步　心率：180次/min，节律规整。

第二步　P波：全程为逆行P′波，Ⅱ、Ⅲ、aVF倒置，aVR直立，与QRS波群保持固定关系。

第三步　PR间期：RP′间期＜P′R间期，RP′间期＞0.07 s。

第四步　QRS波群：室上性，QRS波群之后可见逆行P′。

第五步　ST段：$V_4$～$V_6$压低0.15 mV。

第六步　T波：Ⅰ、Ⅱ、Ⅲ、aVF、$V_2$～$V_6$倒置。

第七步　其他：QT间期无异常。

**【心电图诊断】**顺向型房室折返性心动过速，ST-T异常。

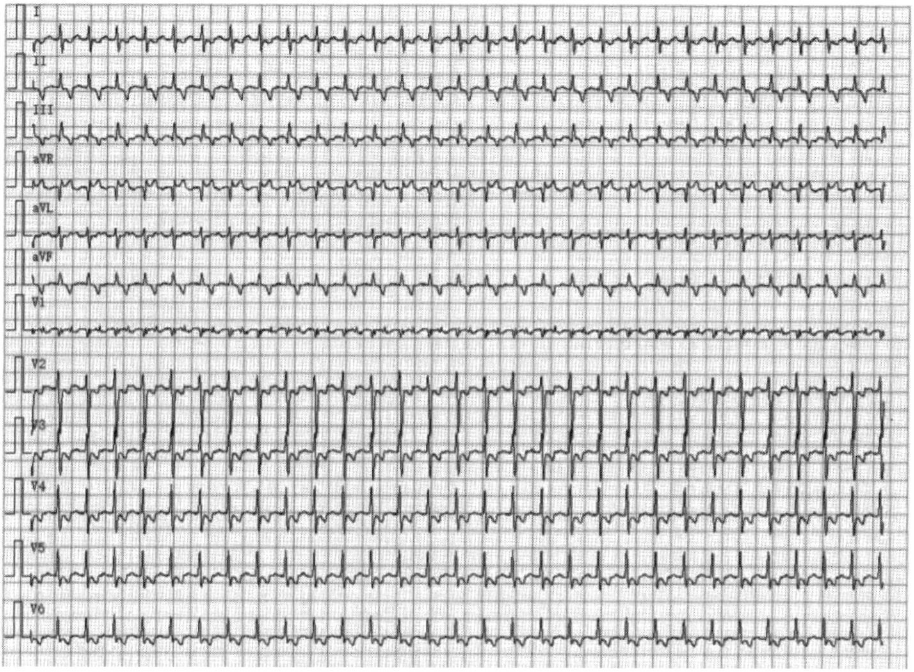


图4-1　顺向型房室折返性心动过速

## 二、房室结折返性心动过速

房室结在部分人群中存在传导速度和不应期截然不同的两条传导通路，表现为房室结出现纵向的功能性分离，即房室结双径路。激动在双径路之间持续折返形成的心动过速称为房室结折返性心动过速（atrioventricular node reentrant tachycardia，AVNRT），占阵发性室上性心动过速总数的40%左右。

**1. 心电图特征**

（1）频率为160～200次/min，节律规整。

（2）多数情况下无P波，少数情况可于QRS波群之后出现逆行P′波（Ⅱ、Ⅲ、aVF导联倒置，aVR导联直立），其中有些病例的逆行P′波出现在QRS波群的J点处，在Ⅱ、Ⅲ、aVF导联形成一个假性s波或在$V_1$导联形成一个假性r′波，极少数病例的逆行P′波出现在QRS波群的起始部。

（3）RP′间期＜P′R 间期，RP′间期≤0.07 s。

**2. 看图步骤**

（1）房室结折返性心动过速（图4-2）。

第一步　心率：188次/min，节律规整。

第二步　P波：未见窦性P波，部分导联可见逆行P′波出现在QRS波群的J点处。

第三步　PR间期：RP′间期＜P′R间期，RP′间期＜0.07 s。

第四步　QRS波群：室上性。

第五步　ST段：中度压低。

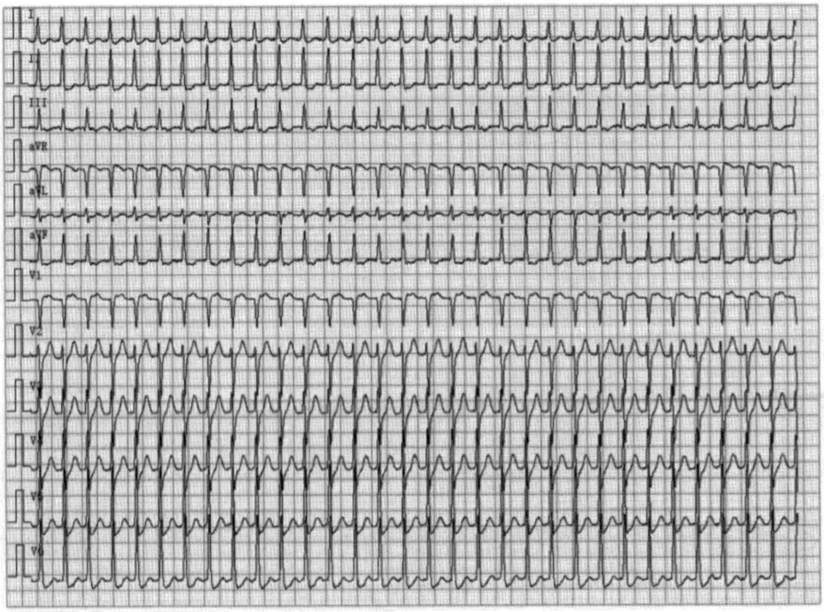


图4-2　房室结折返性心动过速

第六步　T波：无异常。

第七步　其他：QT间期无异常。

**【心电图诊断】**房室结折返性心动过速，ST段异常。

（2）房性早搏诱发的快慢型房室结折返性心动过速（图4-3）。

第一步　心率：91次/min，节律不规整。

第二步　P波：$P_1$、$P_2$为窦性P波，Ⅰ、Ⅱ、aVF、$V_4$～$V_6$↑，aVR↓；大小、振幅在正常范围，频率72次/min。$P_3$为提早的房性P′波，其后为逆行P′波出现在QRS波群的终末处。

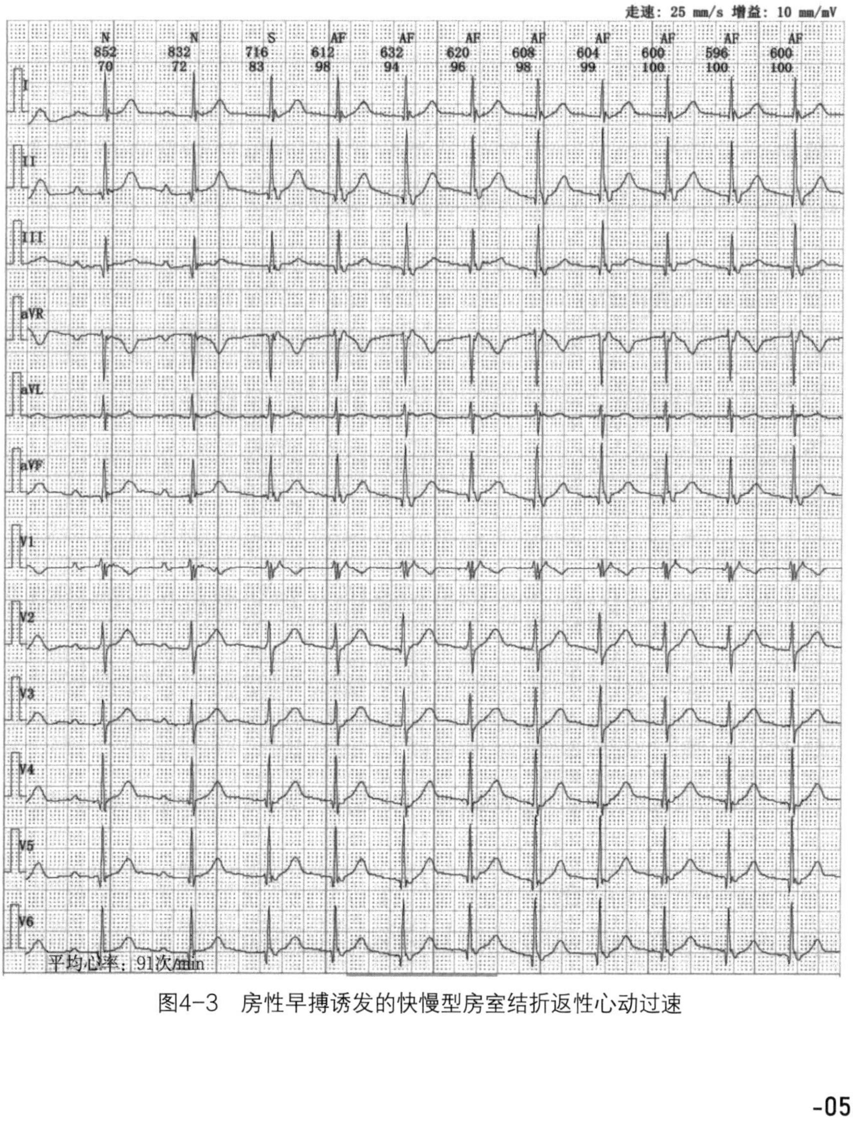


图4-3　房性早搏诱发的快慢型房室结折返性心动过速

第三步　PR间期：0.25 s，$P_1$、$P_2$为窦性P波；$P_3$为房性早搏P′波由慢径下传，致PR间期突然延长至0.46 s，并由此诱发房室结折返性心动过速的发生。

第四步　QRS波群：为室上性；$R_3$～$R_{11}$可见逆行P′波出现在QRS波群的J点处，在Ⅱ、Ⅲ、aVF导联形成一个假性s波，在aVR、$V_1$导联形成一个假性r′波。

第五步　ST段：无异常偏移。

第六步　T波：无异常。

第七步　其他：QT间期无异常。

**【心电图诊断】**窦性心律，一度房室传导阻滞，房性早搏诱发的快慢型房室结折返性心动过速。

**3. 临床意义**

房室结折返性心动过速多发生于中青年，以女性居多，多见于无器质性心脏病患者，少数可由某些药物或某些疾病导致。

## 三、房性心动过速

房性心动过速简称为“房速”，是指起源于心房组织，与房室结传导无关的室上性心动过速。其发生率占全部室上性心动过速的7%～10%，在儿童及老年人群中发生率较高。

**1. 心电图特征**

（1）连续出现3个或3个以上的房性P′波，阵发性发作，呈短阵性或持续性。

（2）P′波频率多为150～200次/min，节律多不匀齐。

（3）P′R 间期≥0.12 s。

（4）QRS波群的形态、时间正常，在伴室内差异性传导时，QRS波群宽大。

**2. 看图（图4-4）步骤**

第一步　心率：76次/min，节律不规整。

第二步　P波：$P_1$、$P_2$为窦性P波，Ⅰ、Ⅱ、aVF、$V_4$～$V_6$↑，aVR↓；大

小、振幅在正常范围，频率为55次/min。$P_3$～$P_6$为提早的房性P′波，落在前一个心搏的T波或ST段上。

第三步　PR间期：0.19 s。

第四步　QRS波群：形态无异常，电轴、电压、时间在正常范围。

第五步　ST段：无异常偏移。

第六步　T波：无异常。

第七步　其他：QT间期无异常。

**【心电图诊断】**窦性心动过缓，短阵房性心动过速。

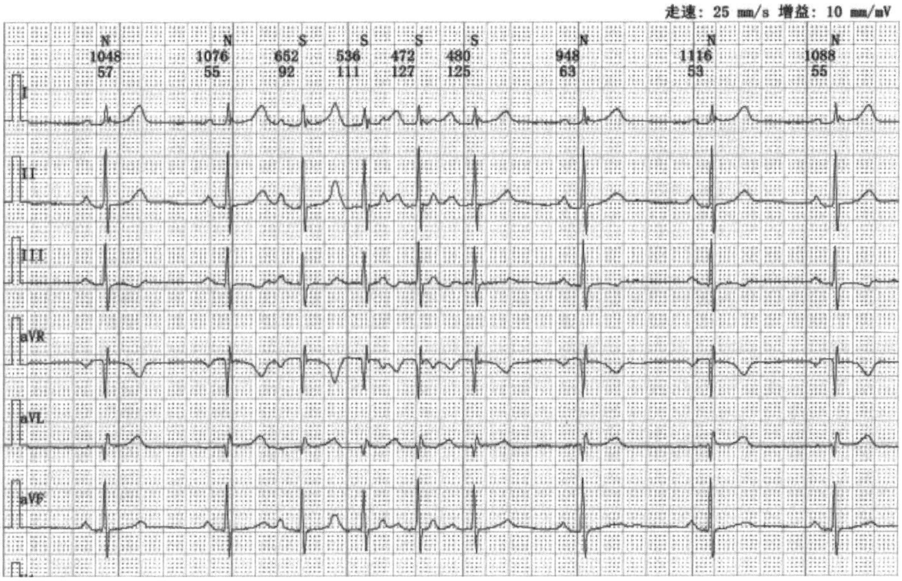


图4-4　窦性心动过缓，短阵房性心动过速

### 3. 临床意义

自律性房性心动过速往往有病理基础，如冠心病、急性心肌梗死、肺源性心脏病，其他可见于洋地黄中毒、低血钾等。也可见于无器质性心脏病的正常人。

多源性房性心动过速大多发生于老年人中，60%以上的病例出现于患有严重的慢性阻塞性肺部疾患，其中以慢性肺源性心脏病最为常见。其他可见于冠心病、洋地黄中毒、低血钾、糖尿病及大手术后等。

## 四、非阵发性房性心动过速

又称加速性房性自主心律，由房内异位起搏点自律性增高引起。

### 1. 心电图特征

（1）连续出现3个或3个以上房性P′波，其形态与窦性P波不同。

（2）频率为70～140次/min，大多数在100次/min左右，节律规则。

（3）P′R间期≥0.12 s。

（4）QRS波群形态与窦性QRS波群相同。

### 2. 看图（图4-5）步骤

第一步　心率：85次/min，节律规整。

第二步　P波：Ⅱ、Ⅲ、aVF↓、aVR↑。

第三步　PR间期：全程为异位P′波，与QRS波群保持固定关系，P′R间期>0.12 s。

第四步　QRS波群：形态无异常，电轴、电压、时间在正常范围。

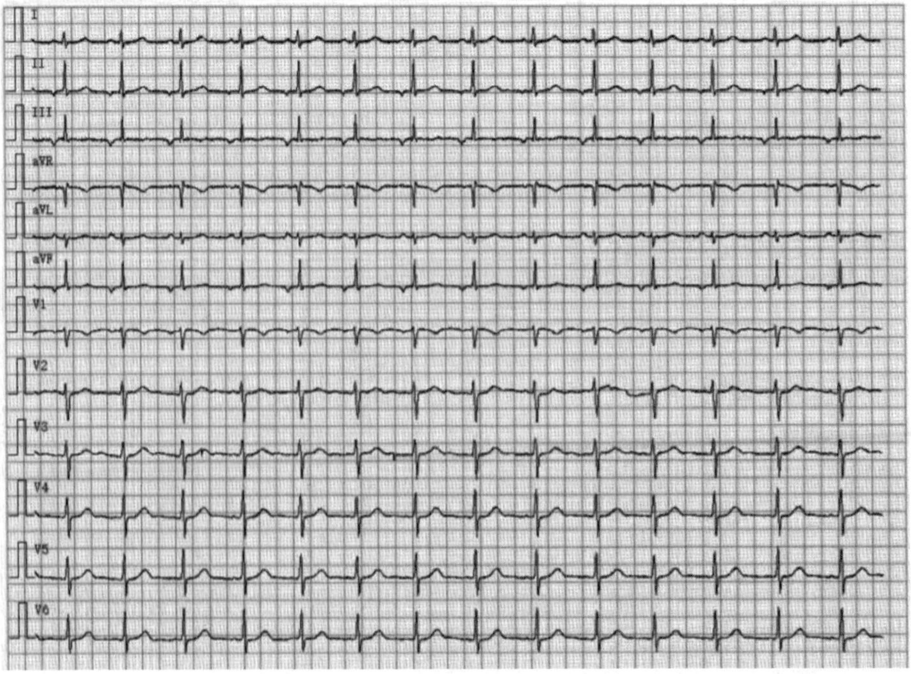


图4-5　非阵发性房性心动过速

第五步 ST段：无异常偏移。

第六步 T波：无异常。

第七步 其他：QT间期无异常。

**【心电图诊断】**非阵发性房性心动过速。

**3. 临床意义**

非阵发性房性心动过速常见于累及心房的器质性心脏病，如风湿性心脏病、冠心病、心肌炎、慢性肺源性心脏病，亦可见于洋地黄中毒、全身感染及因迷走神经张力增高引起的窦房结自律性降低等。

## 五、非阵发性交界性心动过速

又称加速性交界性自主心律，由交界区潜在的起搏点自律性增高引起。

**1. 心电图特征**

（1）连续出现3个或3个以上交界性QRS波群，其形态与窦性QRS波群相似。

（2）频率为70～130次/min。

（3）QRS波群前后：①有逆行P′波，若出现在QRS波群之前，P′R间期多数＜0.12 s；若出现在QRS波群之后，RP′间期＜0.20 s。②P波缺失，或逆行P′波重叠于QRS波群之中。③有无关的窦性P波。

**2. 看图（图4-6）步骤**

第一步 心率：90次/min，节律规整。

第二步 P波：全程为逆向型P′波，Ⅱ、Ⅲ、aVF↓，aVR↑。

第三步 PR间期：P′R间期＜0.12 s。

第四步 QRS波群：形态无异常，电轴、电压、时间在正常范围。

第五步 ST段：无异常偏移。

第六步 T波：无异常。

第七步 其他：QT间期无异常。

**【心电图诊断】**非阵发性交界性心动过速。

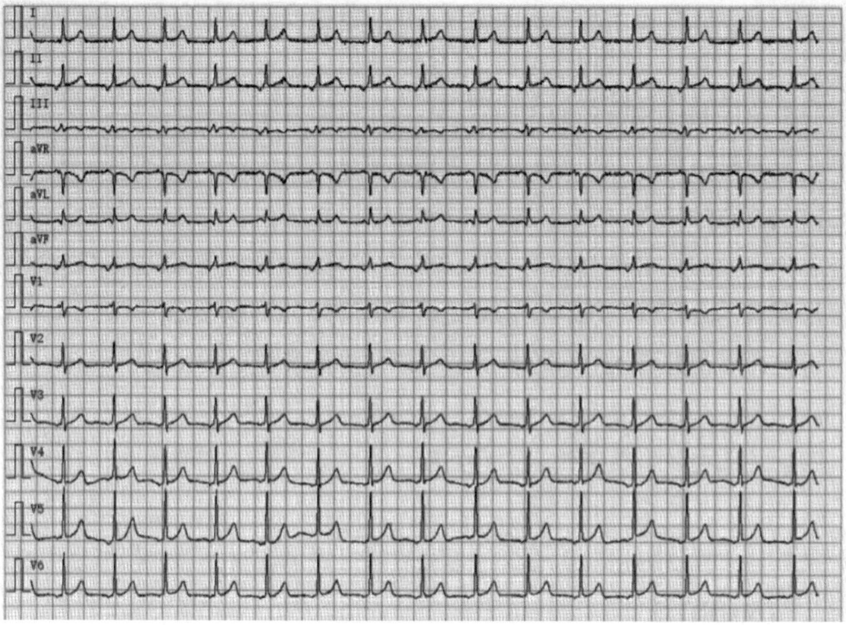


图4-6　非阵发性交界性心动过速

3. 临床意义

非阵发性交界性心动过速最常见于洋地黄中毒，其他可见于下壁心肌梗死、心肌炎、急性风湿热、心瓣膜手术后等情况，亦偶见于正常人。

## 六、室性心动过速

室性心动过速（ventricular tachycardia，VT）简称“室速”，是指起源于希氏束分叉以下、连续出现3次或3次以上（程序刺激诱发者连续6次或6次以上）、频率＞100次/min的室性搏动。持续性的室速可导致血流动力学状态的恶化，如果得不到及时有效的处理，可导致猝死。所以说，室性心动过速是一种严重的心律失常。因QRS波群宽大畸形，故心动过速属宽QRS波群心动过速。宽QRS波群心动过速虽多见于室性心动过速，也可见于室上性心动过速，其鉴别诊断具有重要的临床意义。

室性心动过速根据心电图QRS波群的形态，可分为单形性、多形性及双向性。

### 1. 心电图特征

（1）QRS波群形态连续出现3个或3个以上宽大畸形的QRS波群，时间＞0.12 s。其后伴有继发性ST-T改变。

（2）频率：室速的频率为100～250次/min，多数为140～200次/min。频率为60～130次/min的，称为非阵发性室速。

（3）节律：持续性单形性室速的节律较为整齐，同一导联中QRS-T形态只有一种，始终恒定不变，RR间期相差＜0.02 s，频率通常为150～200次/min，心动过速发作可呈短阵性，也可呈持续性。持续性多形性室速的RR间期相差较大。

（4）P波：室性QRS波群前无相关的P波。

### 2. 看图步骤

（1）非持续性室性心动过速（单形性）（图4-7）。

第一步　心率：90次/min，节律不规整。

第二步　P波：窦性P波，Ⅰ、Ⅱ、aVF、$V_4$～$V_6$↑，aVR↓；大小、振幅在正常范围，频率80次/min。

第三步　PR间期：正常范围。

第四步　QRS波群：可见宽大畸形QRS波群提前出现，其前无相关P波，

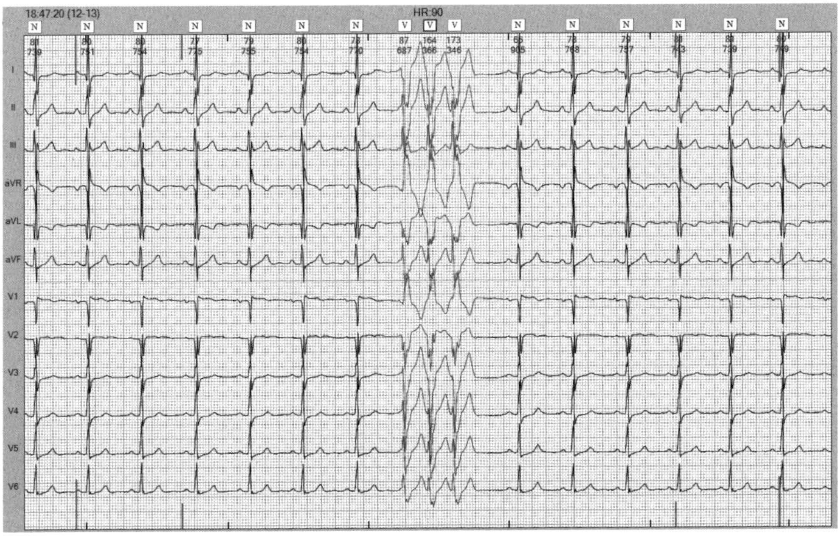


图4-7　非持续性室性心动过速（单形性）

单一形态，连发3个，频率164次/min。

第五步　ST段：无异常偏移。

第六步　T波：无异常。

第七步　其他：QT间期无异常。

**【心电图诊断】**窦性心律，非持续性室性心动过速（单形性）。

（2）持续性室性心动过速（图4-8）。

第一步　心率：196次/min，节律规整。

第二步　P波：未见P波。

第三步　PR间期：无。

第四步　QRS波群：宽大畸形，时间＞0.12 s，aVR、$V_1$呈大R波，$V_1$～$V_6$为Rs型。

第五步　ST段：继发性改变。

第六步　T波：继发性改变。

第七步　其他：无。

**【心电图诊断】**持续性室性心动过速。

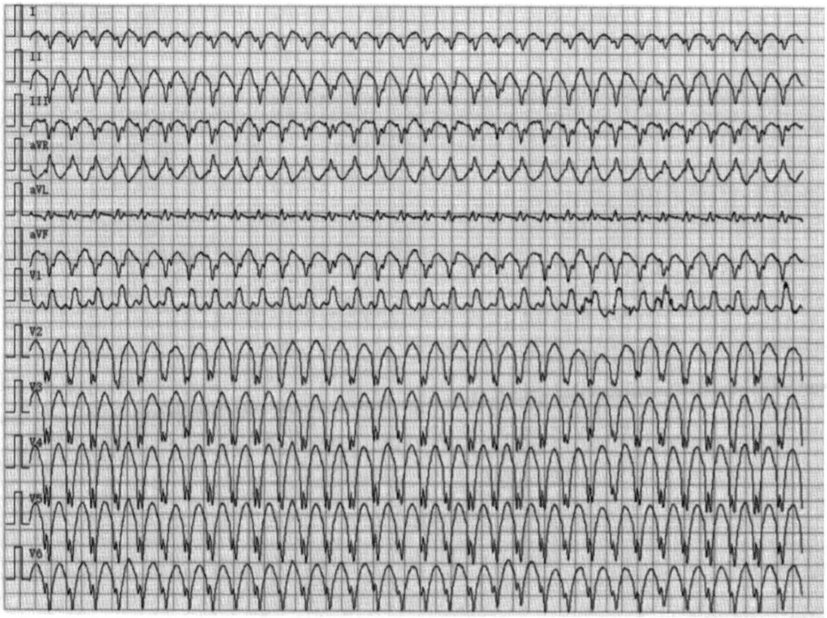


图4-8　持续性室性心动过速

**3. 临床意义**

冠心病，尤其是陈旧性心肌梗死，是单形性室速的常见病因，其他还见于扩张型心肌病、致心律失常性右室心肌病、急性心肌炎、先天性心脏病术后等，某些单形性室速见于无明显器质性心脏病患者，称作“特发性室速”。

（陈璀婷　王紫书）

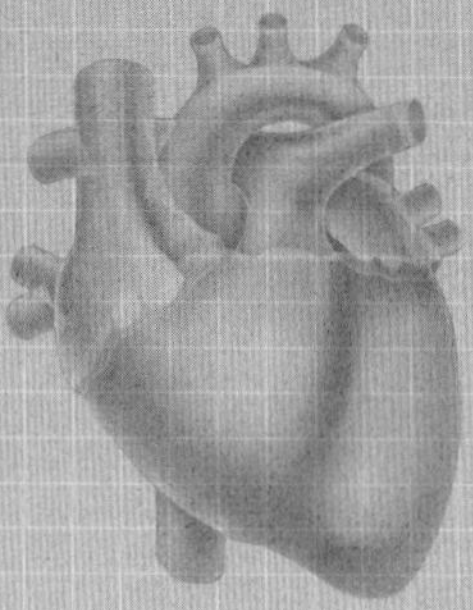

CHAPTER 5 第五章

# 扑动与颤动

扑动是一种快速而匀齐的节律，而颤动是一种频率更快但节律毫无规则的异位节律。异位节律起源于心房，称为心房扑动或心房颤动。心房内折返是心房扑动的主要原因，当心房内折返速度更快且变得无序时，则为心房颤动。若异位节律起源于心室，则称为心室扑动与心室颤动。前者心室有快而微弱的无效收缩，后者心室各部分肌纤维发生更快、不协调的乱颤，两者对血流动力学的影响均等于室性停搏，是最严重的心律失常，需紧急处理。

## 一、心房扑动

心房扑动多为阵发性发作，一般为窦性心律与心房颤动相互转变之间的短暂现象，维持时间短，故临床上较房颤少见，但也有少数患者持续数月或数年。心房扑动的发生机制一般比较明确，可以归结为心房内单一的大折返性心动过速，通常围绕解剖或功能性传导障碍区而进行。根据房扑发生的部位可分为峡部依赖性、非峡部依赖性和左心房折返。所谓峡部是指右心房—下腔静脉口—三尖瓣环之间的缓慢传导区域。90%的房扑为峡部依赖性逆时针折返，少数病例为峡部依赖性顺时针折返。另有少数病例为非峡部依赖性，折返环圈围绕右心房的瘢痕组织、房间隔膜部、手术切口或左心房。

### 1. 心电图特征

（1）窦性P波消失，代之以振幅、间距相同的有规律的锯齿状扑动波，称为F波，扑动波之间的等电线消失，频率为250～350次/min。F 波多在Ⅱ、Ⅲ、aVF导联最为明显，有时在$V_1$、$V_{3R}$导联也较为清楚。

（2）心室律可匀齐也可不匀齐。F波一般不能全部下传心室，房室传导多以固定的比例，如2∶1、4∶1双数下传，也可以3∶1、5∶1或3∶2比例下传，少数呈不固定的房室传导比例。若房室传导比例固定，则心室律匀齐；若房室传导比例不固定或伴文氏型传导，则即心室律不匀齐。

（3）QRS波群形态正常，若出现室内差异性传导或原先有束支传导阻滞者，QRS波群宽大畸形。

**2. 看图步骤**

（1）心房扑动（图5-1）。

第一步　心率：93次/min，节律不规整。

第二步　P波：窦性P波消失，代之以振幅、间距相同的有规律的锯齿状扑动波，称为F波，扑动波之间的等电线消失，频率250次/min，房扑波以（2～3）：1下传。

第三步　PR间期：无。

第四步　QRS波群：形态无异常，电轴、电压、时间正常。

第五步　ST段：无异常偏移。

第六步　T波：F波干扰部分导联T波形态，无法分析。

第七步　其他：QT间期无异常。

**【心电图诊断】**心房扑动［（2～3）：1下传］。

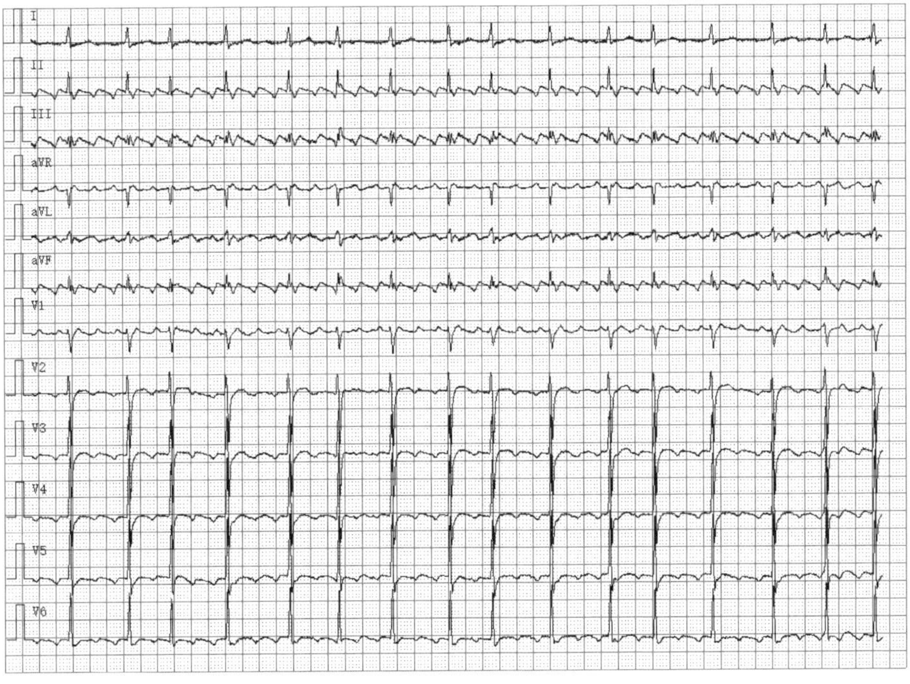


图5-1　心房扑动［（2～3）：1下传］

（2）心房扑动伴快速心室率（图5-2）。

第一步　心率：133次/min，节律规整。

第二步　P波：窦性P波消失，代之以振幅、间距相同的有规律的锯齿状扑动波，称为F波，扑动波之间的等电线消失，频率250次/min，房扑波以2：1下传。

第三步　PR间期：无。

第四步　QRS波群：形态无异常，电轴、电压、时间正常。

第五步　ST段：无异常偏移。

第六步　T波：F波干扰部分导联T波形态，无法分析。

第七步　其他：QT间期无异常。

【**心电图诊断**】心房扑动伴快速心室率（2：1下传）。

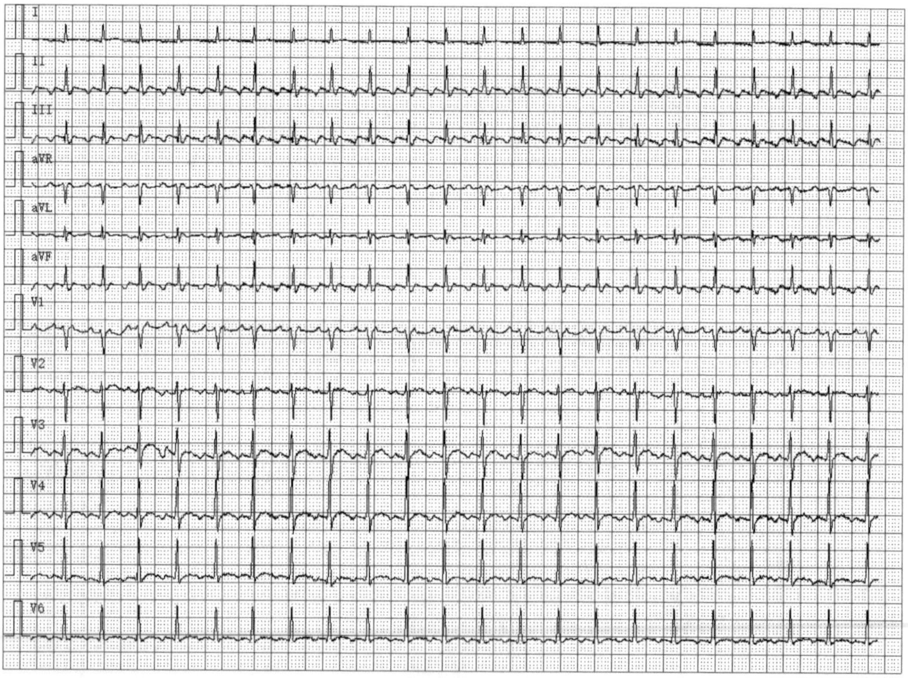


图5-2　心房扑动伴快速心室率（2：1下传）

### 3. 临床意义

心房扑动多见于各种类型的器质性心脏病患者，尤其以风湿性心脏病二尖瓣狭窄最为多见，其次为冠心病、高血压性心脏病、心肌病、病窦综合征及预激综合征等，也可见于肺栓塞、急性感染、低氧血症等。

## 二、心房颤动

心房颤动是临床上最常见的心律失常之一。房颤的发生机制尚未被人类完全了解，有心房重构学说、环形运动学说、多发性折返学说、单源快速激动学说及多源快速激动学说等，其中心房重构现象是目前公认的发生心房颤动的主要机制。

房颤根据发作持续时间的长短分为3种类型：①阵发性心房颤动，是可自行终止的心房颤动，起止突然，一般持续时间＜1周，大多数发作时间在24h之内。多见于持续性心房颤动的前期表现、隐匿性旁道诱发的心房颤动等。②持续性心房颤动，指房颤一般持续时间＞1周且不能自行终止，但经过药物治疗或电击复律治疗能够恢复窦性心律，多见于有器质性心脏病的患者。③永久性心房颤动，指用各种治疗方法均不能终止发作的心房颤动，多见于有器质性心脏病的患者，部分是病窦综合征的终末表现。

根据f波振幅大小，房颤可分为2种类型：①粗波型心房颤动，指$V_1$导联f波振幅＞0.1 mV的心房颤动，对药物复律或电击复律疗效好、复发率低。②细波型心房颤动，指$V_1$导联f波振幅≤0.1 mV的心房颤动，有时f波纤细到难以辨认而被误当作其他心律失常，此型对药物复律或电击复律疗效差、复发率高。

根据心室率快慢分为3种类型：①慢率型心房颤动，心室率≤100次/min的房颤。②快速型心房颤动，指心室率为100～180次/min的房颤。③极速型心房颤动，指心室率＞180次/min的房颤。

### 1. 心电图特征

（1）P波消失，代之以小而不规则的基线波动，形态与振幅均变化不定，称为f波，频率为350～600次/min。房颤波一般在$V_1$导联最为明显，其次为Ⅱ、Ⅲ和aVF导联。

（2）心室率极不规则。

（3）QRS波群形态通常正常，当心室率过快，会发生室内差异性传导，QRS波群增宽变形。

**2. 看图（图5-3）步骤**

第一步　心率：66次/min，节律不规整。

第二步　P波：窦性P波消失，代之以f波，频率为300～600次/min。

第三步　PR间期：无。

第四步　QRS波群：RR间期绝对不等；形态无异常，电轴、电压、时间正常。

第五步　ST段：无异常偏移。

第六步　T波：无异常。

第七步　其他：QT间期无异常。

**【心电图诊断】**心房颤动。

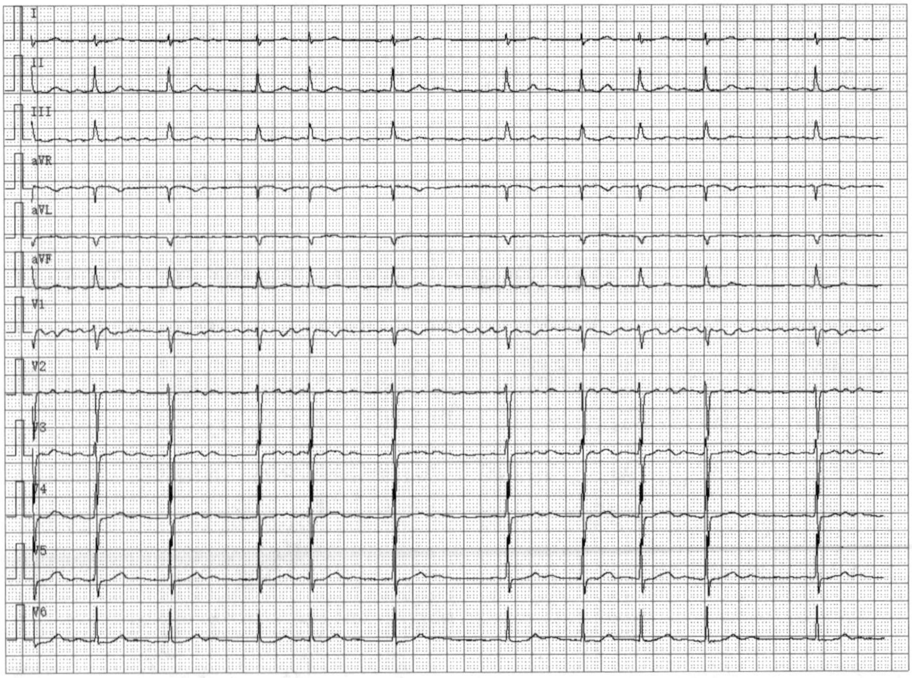


图5-3　心房颤动

### 3. 临床意义

90%以上的房颤患者大多有器质性心脏病，许多心脏病发展到一定阶段都会出现心房颤动的可能，最常见的是风湿性心脏病二尖瓣病变、冠心病、心肌病、高血压病及甲状腺功能亢进等。10%左右的房颤则无器质性心脏病和其他导致房颤的因素，被称为特发性房颤或孤立性房颤。房颤多伴有较快的心室率，可加重原有的心脏病变，易诱发心衰并有猝死的危险。心房颤动时，由于心房肌失去正常的舒张和收缩功能，如持续48 h以上，左心房内易形成附壁血栓，导致慢性房颤有较高的血栓栓塞并发症的发生率，需长期服用抗凝药物或手术介入治疗。

## 三、心室扑动

心室扑动时，心室虽有收缩，但频率快且无效，泵功能丧失。心室扑动是介于室性心动过速与心室颤动之间的过渡型心律失常，多数很快就会转为心室颤动，少部分转为室性心动过速。因为心室扑动不稳定，持续时间短，所以在临床上很少见。心室扑动的发生机制可能是激动在心室大而固定的折返环路上产生环行激动的结果，可被电复律终止。

### 1. 心电图特征

（1）宽大畸形的QRS波群多与T波融合，形成大振幅、形态节律规则的心室扑动波，其顶端和底端均呈钝圆状，因此无法区分正向波或负向波。

（2）扑动波基本规整，频率为150～300次/min。

### 2. 看图（图5-4）步骤

P-QRS波群消失，为心室扑动波，频率158次/min（因波形无法分析，所以只有一步分析）。

**【心电图诊断】**心室扑动。

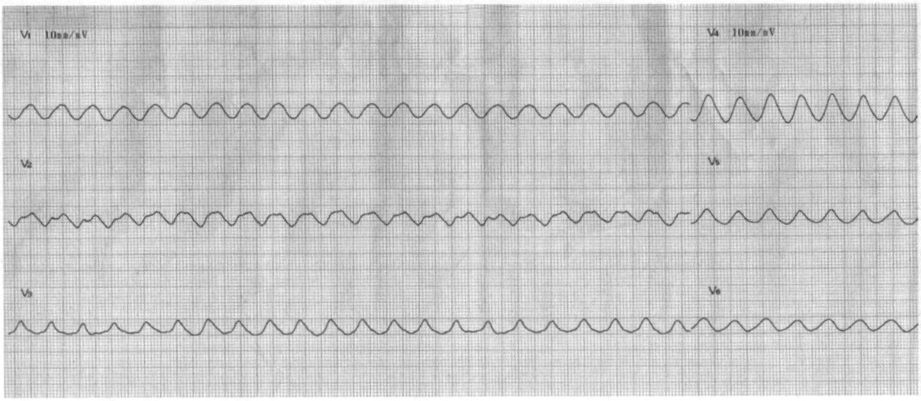


图5-4　心室扑动

### 3. 临床意义

心室扑动通常很快转为心室颤动，心室会失去协调性收缩能力。临床上患者出现意识丧失、心跳呼吸停止，此症是心脏猝死的主要原因。如不能及时治疗，数分钟内即可发生死亡。

## 四、心室颤动

心室颤动的发生机制主要由折返激动所致，且折返的环路不断改变其方向、大小和部位。

根据颤动波振幅的高低可分为：①粗大型心室颤动，振幅≥0.5 mV，除颤成功率较高。②细小型心室颤动，振幅＜0.5 mV，除颤成功率低。

室颤根据病因的不同可分为3种类型：①原发性心室颤动，由心室肌异常电生理所致，且发作前无严重的血流动力学紊乱，冠心病为最常见的病因。②继发性心室颤动，多继发于心肌严重损害、心力衰竭而引发的心室颤动。③特发性心室颤动，是指排除心脏器质性病变后原因不明的自发性心室颤动。

### 1. 心电图特征

（1）QRS-T波群完全消失，代之以形态各异、大小不同、时间不等的小圆钝形颤动波。

（2）频率为250～500次/min。

### 2. 看图（图5-5）步骤

P-QRS波群消失，为心室颤动波，频率为250～500次/min（因波形无法分析，所以只有一步分析）。

**【心电图诊断】**心室颤动。

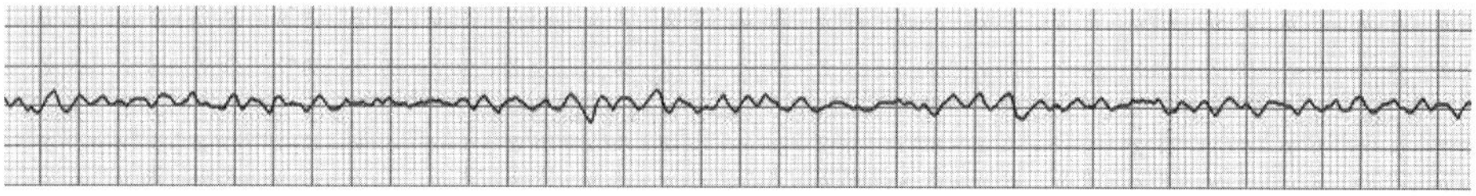

图5-5 心室颤动

### 3. 临床意义

心室颤动的常见病因为各种器质性心脏病，如急性心肌梗死、急性心肌缺血、心肌病、心瓣膜病等，手术麻醉过程，意外事故如触电、药物（如洋地黄、奎尼丁）中毒，严重电解质紊乱，如低血钾、高血钾等；少见的病因为原发性电紊乱综合征，如特发性长QT综合征、预激综合征伴旁路前传型心房颤动等。心室颤动常为临终前心电图改变，如能迅速作出诊断并及时采取正确而有效的心肺复苏措施，患者可能得救。

（杨薪 王紫书）

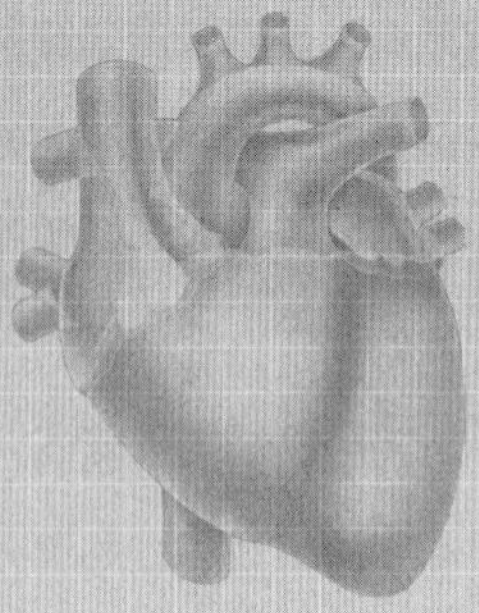

CHAPTER 6 第六章

# 逸搏与逸搏心律

正常情况下，人的心脏起搏点位于窦房结。心脏传导顺序为：窦房结→结间束→房间束→房室交界区（房室结、希氏束）→左右束支→浦肯野纤维→心室肌。窦房结自律性最高（频率为60～100次/min），主导正常心律（窦性心律）。

逸搏的形成机制如下：

当高位节律点发生病变或受到抑制而出现停搏或节律明显减慢时，或因传导障碍不能下传时，或其他原因造成长间歇时，低位起搏点会在长间歇后被动发放一个或一连串有效冲动，激动心房或心室。仅发生1～2个搏动称为逸搏，连续3个或以上的搏动称为逸搏心律。根据异位起搏点形成的起搏部位，逸搏可分为房性、交界性和室性逸搏。

## 一、房性逸搏

若窦房结发放激动的频率过缓，冲动被抑制，低于心房起搏点的频率时，为避免心脏停搏引起的循环障碍，心房内异位起搏点便被动地发放一次或连续两次激动，形成房性逸搏（图6-1）。若房性起搏点被动性地发放一系列激动（连续3次或以上），则形成房性逸搏心律（图6-2）。

### 1. 心电图特征

（1）在一个长间歇后延缓出现1个或2个房性逸搏P′波，形态与窦性P波不同。

（2）P′R间期≥0.12 s，或略短于窦性PR间期。

（3）QRS-T波群与窦性心搏相同。

（4）房性逸搏心律：窦性P波消失，连续出现3个或3个以上的房性逸搏，频率规则，为50～60次/min。

### 2. 看图步骤

（1）房性逸博（图6-1）。

第一步　心率：44次/min，节律不规整。

第二步　P波：窦性P波，Ⅰ、Ⅱ、aVF、$V_4$～$V_6$↑，aVR↓；大小、振幅在正常范围；基础窦性PP间期为1.28～1.43 s，$P_4$、$P_5$为延迟出现的房性P′

波，逸搏间期1.56 s。

第三步　PR间期：0.13 s。

第四步　QRS波群：时间、电轴、形态、振幅无异常。

第五步　ST段：Ⅱ、aVF、$V_3$～$V_6$呈水平型或近水平型下移0.05～0.15 mV。

第六步　T波：无异常。

第七步　其他：QT间期无异常。

**【心电图诊断】**窦性心动过缓伴窦性心律不齐，房性逸搏，ST段压低。

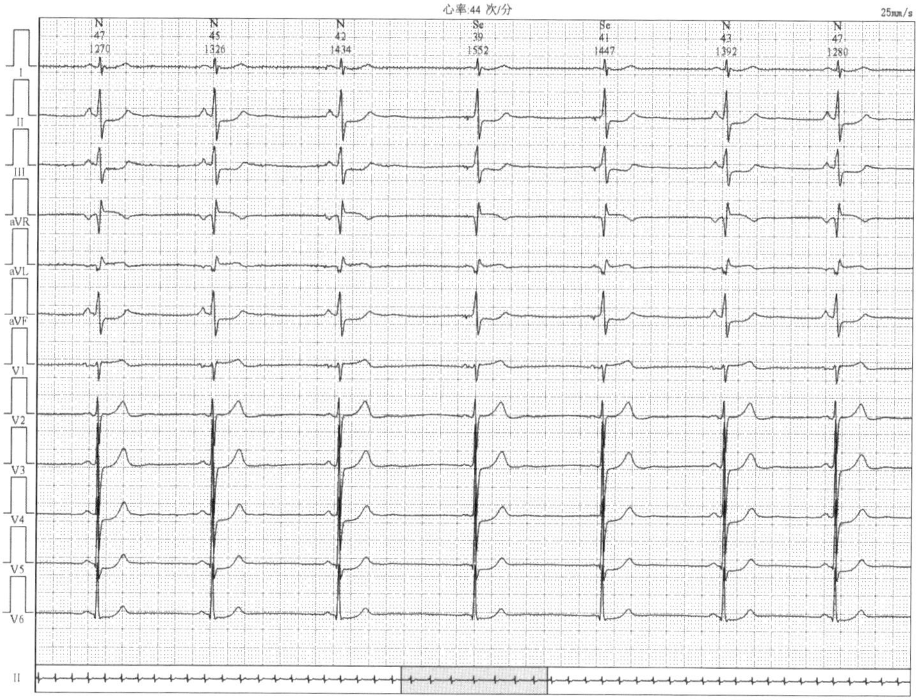


图6-1　房性逸搏

（2）偶发房性早搏，房性逸搏心律（图6-2）。

第一步　心率：心率61次/min，节律不规整。

第二步　P波：窦性P波，Ⅰ、Ⅱ、aVF、$V_4$～$V_6$↑，aVR↓；大小、振幅在正常范围；基础窦性PP间期为0.88～1.08 s，$P_5$为提前出现的房性P′波，其后出现延迟出现的房性逸搏P′波，逸搏间期为1.24 s，频率为60次/min。

第三步　PR间期：0.14 s。

第四步　QRS波群：时间、电轴、形态、振幅无异常。

第五步　ST段：无异常偏移。

第六步　T波：无异常。

第七步　其他：QT间期无异常。

【心电图诊断】窦性心律不齐，偶发房性早搏，房性逸搏心律。

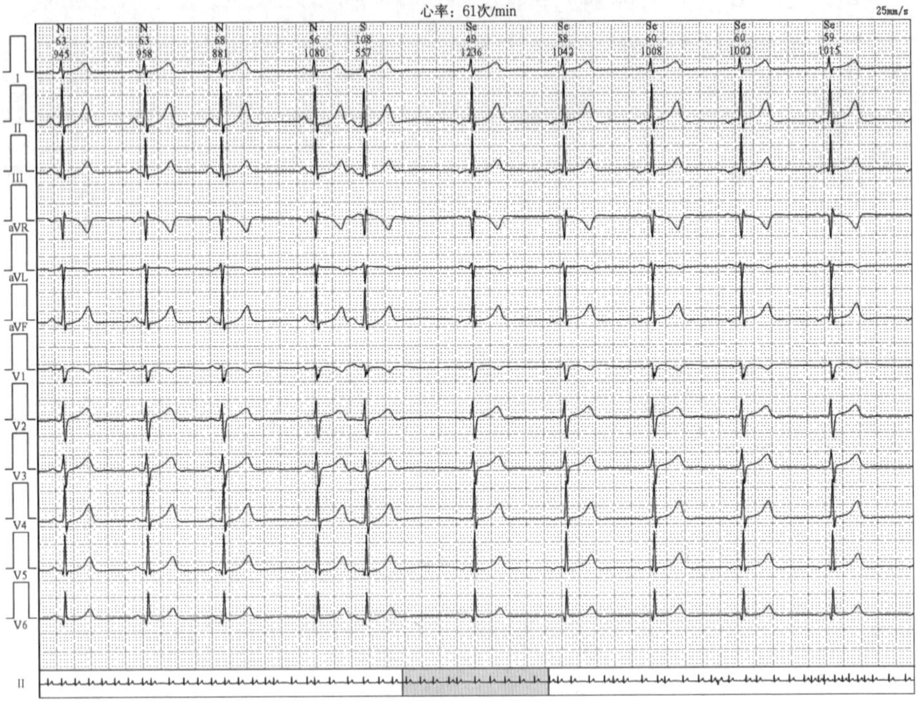


图6-2　房性逸搏心律

## 二、交界性逸搏

当窦房结的激动低于交界区起搏点的频率或出现房室阻滞时，即可发生交界性逸搏。因此，凡是能导致窦性或心室节律减慢的因素，都可引起交界性逸搏。当窦性停搏、窦性心动过缓及不齐、窦房阻滞、不完全性房室阻滞及过早搏动后的代偿间期等使心室搏动发生过长的间歇时，交界区起搏点便发出1～2次搏动，称为交界性逸搏（图6-3、图6-4）。交界性逸搏连续出现3次或3次以上时，则称为交界性逸搏心律，是最常见的逸搏心律（图6-5）。

### 1. 心电图特征

（1）在一个较长间歇后延迟出现的QRS波群，QRS波群的形态与窦性下传QRS波群大致相同，或仅有很小的区别。

（2）P′R 间期＜0.12 s，P′R间期＜0.20 s。

（3）大多数逸搏的QRS波群前后无P′波，有时可见逆行P′波。逆行P′波在Ⅱ、Ⅲ、aVF导联倒置，在aVR、Ⅵ导联直立。

（4）交界性逸搏心律：出现3次或3次以上交界性逸搏，心室频率为40～60次/min，PR间期常较固定。

### 2. 看图步骤

（1）窦性停搏，交界性逸搏（图6-3）。

第一步　心率：47次/min，节律不规整。

第二步　P波：窦性P波，Ⅰ、Ⅱ、aVF、$V_4$～$V_6$↑，aVR↓；大小、振幅在正常范围；基础PP间期为0.95～1.06 s，$R_4$后出现长RR间期2.5 s，延迟出现

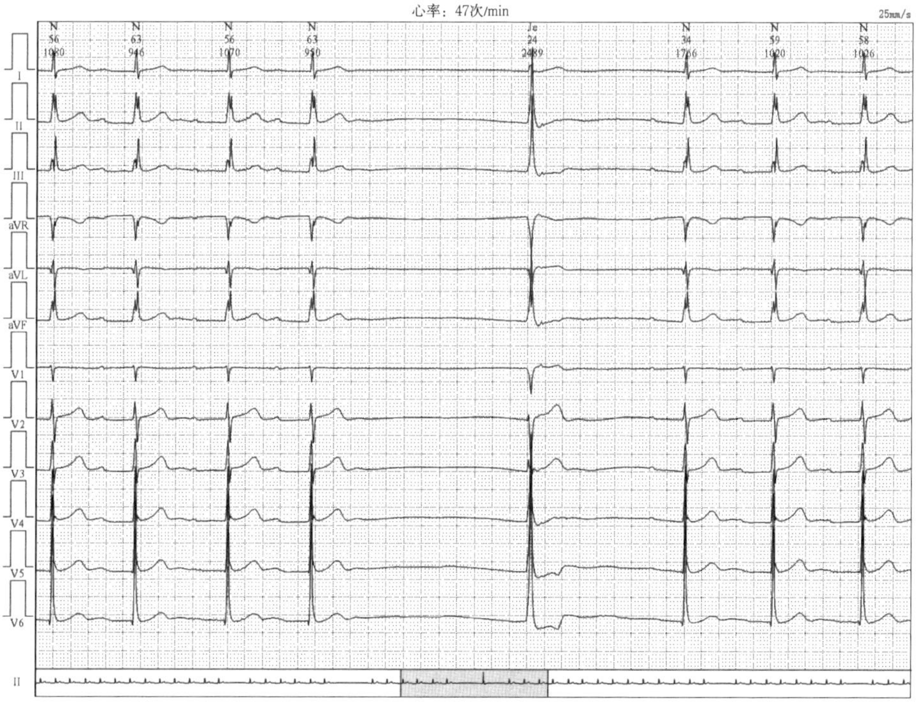


图6-3　窦性停搏，交界性逸搏

交界性逸搏QRS波群（QRS波群后可见逆行P′波，RP′间期0.14 s）。

第三步　PR间期：0.40 s。

第四步　QRS波群：形态无异常，电轴、电压、时间无异常。

第五步　ST段：无异常偏移。

第六步　T波：无异常。

第七步　其他：QT间期无异常。

**【心电图诊断】**窦性心动过缓，窦性停搏，交界性逸搏，一度房室传导阻滞。

（2）交界性逸搏（图6-4）。

第一步　心率：40次/min，节律不规整。

第二步　P波：窦性P波，Ⅰ、Ⅱ、aVF、$V_4$～$V_6$↑，aVR↓；大小、振幅在正常范围；基础PP间期为1.36～1.70 s，$R_4$为交界性逸搏QRS波群（QRS波群前可见窦性P波）。

第三步　PR间期：0.16 s。

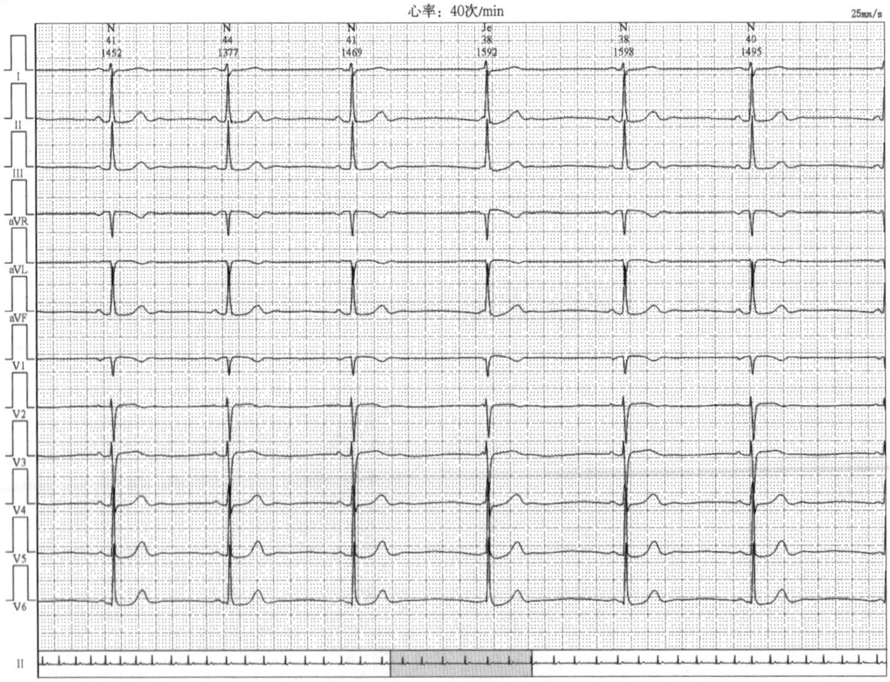


图6-4　交界性逸搏

第四步　QRS波群：形态无异常，电轴、电压、时间无异常。

第五步　ST段：无异常偏移。

第六步　T波：无异常。

第七步　其他：QT间期无异常。

**【心电图诊断】**窦性心动过缓，窦性心律不齐，交界性逸搏。

（3）交界性逸搏心律（图6-5）。

第一步　心率：36次/min，节律不规整。

第二步　P波：窦性P波，Ⅰ、Ⅱ、aVF、$V_4$～$V_6$↑，aVR↓；大小、振幅在正常范围；基础PP间期1.68 s，$R_4$～$R_6$为交界性逸搏QRS波群（QRS波群前、后可见窦性P波，为干扰性房室分离）。

第三步　PR间期：0.22 s。

第四步　QRS波群：$V_1$～$V_4$呈rS型、$V_5$呈rs型、$V_6$呈qRs型，电轴、电压、时间无异常。

第五步　ST段：无异常偏移。

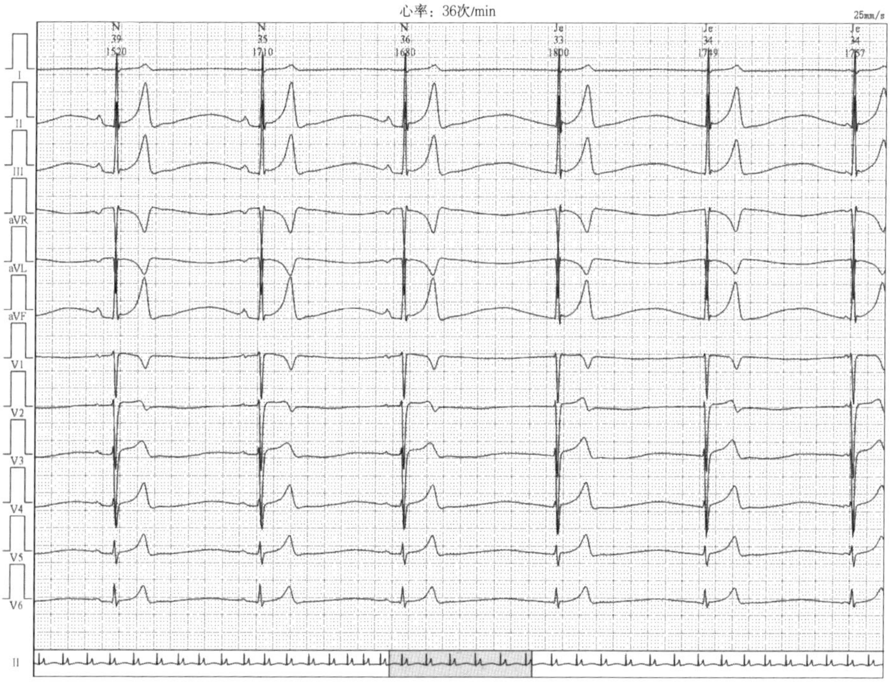


图6-5　交界性逸搏心律

第六步　T波：无异常。

第七步　其他：QT间期无异常。

【心电图诊断】窦性心动过缓，窦性心律不齐，交界性逸搏心律，一度房室传导阻滞，胸导联R波递增不良。

## 三、室性逸搏

当窦房结与交界区均处于抑制状态而自律性异常降低时，室性起搏点被动地发出激动，引起心室除极和复极，产生一个延迟出现的室性QRS波群，称为室性逸搏（图6-6）。室性逸搏连续出现3次或3次以上，则称为室性逸搏心律（图6-7）。多见于双节病变或发生束支水平的三度房室阻滞。

### 1. 心电图特征

（1）在一个窦性周期较长的间期后出现的室性QRS波群，其前无P波，T波方向与QRS波群主波方向相反。

（2）QRS波群形态变异，可呈右束支或左束支阻滞图形，时间≥0.12 s。

（3）若窦性P波与延迟出现室性的宽大畸形QRS波群并存时，该P波必须与QRS波群无关，即PR间期＜0.12 s。

（4）室性逸搏心律：连续3次以上的室性逸搏，室性心律缓慢，频率为20～40次/min，RR间期相等。若有窦性 P 波与QRS波群无关，可见心室夺获和室性融合波是两种特殊的心电图表现。

### 2. 看图步骤

（1）房性早搏、加速性室性逸搏（图6-6）。

第一步　心率：62次/min，节律不规整。

第二步　P波：窦性P波，Ⅰ、Ⅱ、aVF、$V_4$～$V_6$↑，aVR↓；大小、振幅在正常范围；基础窦性PP间期0.98 s，$P_2$、$P_5$、$P_8$及$P_{11}$为提前出现的房性P′波，其$P_5$-QRS波群后出现室性逸搏QRS波群（与其前的窦性P波形成干扰性房室分离），逸搏间期1.08 s。

第三步　PR间期：0.22 s。

第四步　QRS波群：时间、电轴、形态、振幅无异常。

第五步　ST段：Ⅱ、Ⅲ、aVF、$V_5$～$V_6$呈水平型或近水平型下移0.05～0.10 mV。

第六步　T波：无异常。

第七步　其他：QT间期无异常。

**【心电图诊断】**窦性心律，频发房性早搏，一度房室传导阻滞，加速性室性逸搏，ST段压低。

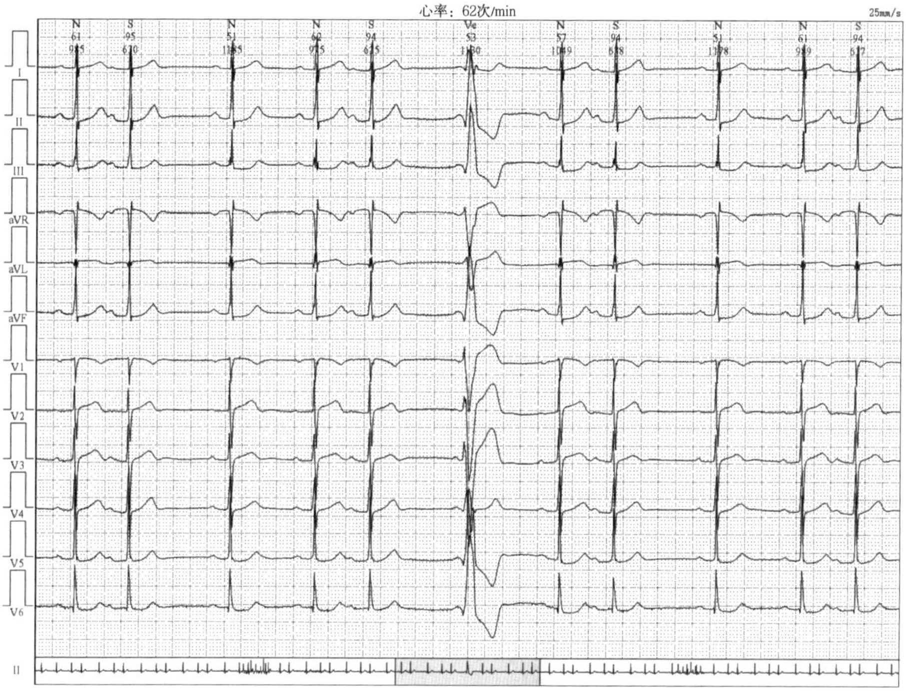


图6-6　加速性室性逸搏

（2）室性逸搏心律（图6-7）。

第一步　心率：51次/min，节律不规整。

第二步　P波：窦性P波，Ⅰ、Ⅱ、aVF、$V_4$～$V_6$↑，aVR↓；大小、振幅在正常范围；基础窦性PP间期1.1 s，$P_3$为提前出现的房性P′波，其P′-QRS波群后出现室性逸搏QRS波群，逸搏间期1.06 s，频率42次/min。

第三步　PR间期：0.20 s。

第四步　QRS波群：时间、电轴、形态、振幅无异常。

第五步　ST段：$V_5$～$V_6$呈水平型或近水平型压低0.05～0.10 mV。

第六步　T波：$V_4 \sim V_6$正负双向或倒置。

第七步　其他：QT间期无异常。

**【心电图诊断】**窦性心律，频发房性早搏，室性逸搏心律，ST-T异常。

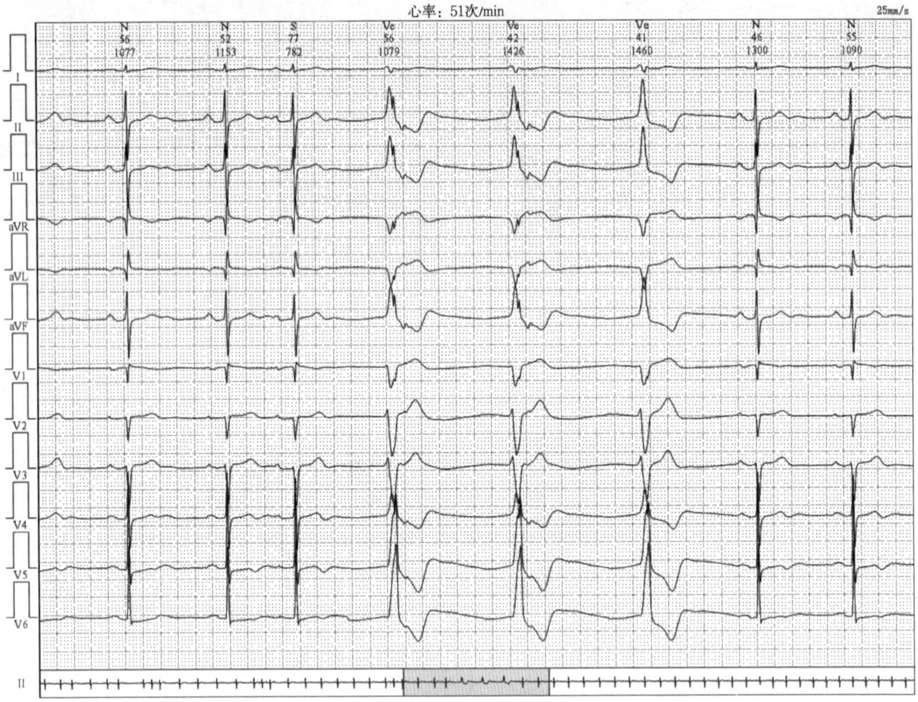


图6-7　室性逸搏心律

### 3. 临床意义

逸搏是被动性的异位心律失常，多数情况下对心脏生理是有益的，具有免于心脏完全停跳的保护功能。上述几种类型的逸搏和逸搏心律在心律失常患者中均有发生，临床上以交界性逸搏最为多见，室性逸搏次之，房性逸搏较为少见。需要强调的是逸搏和逸搏心律是一种避免心脏停搏过久的生理性代偿机制，本身无病理意义，临床上诊断和治疗的关键在于认识到导致逸搏及逸搏心律出现的缓慢性心律失常的原因。

（陈凌华　黄兆琦）

CHAPTER 7 第七章

# 窦房传导阻滞

窦房传导阻滞简称“窦房阻滞”（sinoatrial block），是指由窦房结产生的激动经窦房交界区传至心房的过程中，出现传导延缓或传导中断的现象。

在房室阻滞时，阻滞体现在心电图上，表现为阻滞区近端的心房除极波（P波）与阻滞区远端的心室除极波（QRS波群）之间的关系不正常：PR间期延长或P波后不继有QRS波群。相仿，在窦房阻滞时，阻滞也应体现在阻滞区近端的窦房结与阻滞区远端的心房两者间的关系上。但由于窦房结组织较小，其产生的电活动在体表心电图上不能显示（只有用窦房结电图机才能记录到）。因此，激动由窦房结传至心房所经历的时间（即窦房传导时间）或在其间发生的传导阻滞，在体表心电图上多不能显示或不易判断。

窦房阻滞与房室阻滞一样，依据阻滞程度的不同，可分为一度、二度和三度。在这我们分享的是二度Ⅱ型窦房阻滞。

二度Ⅱ型窦房阻滞指窦性激动在窦房传导过程中，突然发生传导中断。窦房下传的激动，传导时间是固定的，而阻滞是突然发生的。

**1. 心电图特征**

（1）窦性P 波。

（2）规则的 PP 间期中突然出现1个长PP间期，其间无 P-QRS-T波群。

（3）长PP间期是短PP间期的整倍数，常见的是2倍，非整数倍为窦性停搏。

**2. 看图（图7-1）步骤**

第一步 心率：47次/min，节律不规整。

第二步 P波：窦性P波，Ⅰ、Ⅱ、aVF、$V_4$～$V_6$↑，aVR↓；大小、振幅在正常范围，短PP间期与长PP间期呈倍数关系，长PP间期为短PP间期的2倍。

第三步 PR间期：0.20 s。

第四步 QRS波群：形态无异常，电轴、电压、时间正常。

第五步 ST段：无异常偏移。

第六步 T波：Ⅰ、aVL、$V_4$～$V_6$倒置，$V_3$正负双向，Ⅱ低平或浅倒置。

第七步 其他：QT间期无异常。

**【心电图诊断】**窦性心动过缓，二度Ⅱ型窦房阻滞，T波异常。

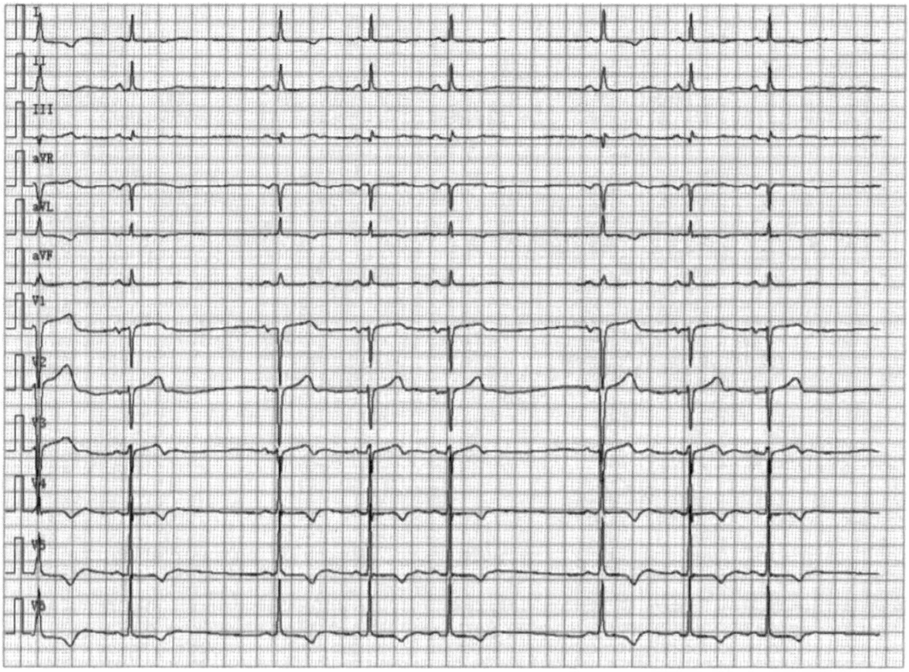


图7-1　二度Ⅱ型窦房阻滞

3. 临床意义

窦房阻滞是一种少见的传导障碍。暂时性的窦房阻滞常见于迷走神经张力增高，一般预后良好；持续性的窦房阻滞多见于器质性心脏病，如冠心病、急性心肌梗死（尤其是下壁心肌梗死）、高血压、心肌炎、心肌病及窦房结功能衰竭者，此外可见于高血钾、洋地黄中毒等。如频繁发作或致心脏出现过长时间的停搏，可引起晕厥、阿–斯综合征甚至猝死。

（黄如枫　陈璀婷）

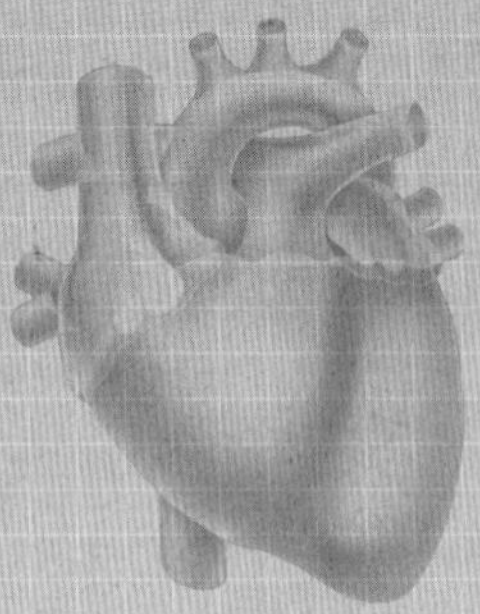

CHAPTER 8 第八章

# 房室传导阻滞

正常心脏传导顺序为：窦房结→结间束→房间束→房室交界区（房室结、希氏束）→左右束支→浦肯野纤维→心室肌。

房室传导阻滞（atrioventricular block，AVB），是指激动从心房传至心室的过程中，因房室传导系统的某一部位（有时是几个部位）的不应期异常延长，引起激动出现传导延缓、部分传导中断甚至全部传导中断的现象。房室阻滞是心脏传导阻滞中最常见的一种。正常情况下，每个P波后均继以相关的QRS波群，且PR间期在一定的范围内。当发生房室传导阻滞时，心电图即表现出P波与QRS波群之间的关系不正常：或PR间期延长，或P波后不继以QRS波群。房室阻滞可发生于心房、房室结、希氏束、束支及分支等房室传导系统的各个部位，其中主要发生在房室交界区。房室阻滞可以是单一部位的阻滞，也可是多层次的联合阻滞。其病情的预后主要和阻滞部位有关。根据阻滞的严重程度，房室阻滞分为一度、二度、高度及三度，其中一度、二度及高度房室阻滞又称为“不完全性房室阻滞”，三度又称为“完全性房室阻滞”。高度房室阻滞是介于二度与三度房室阻滞之间的一种过渡类型，是不完全性房室阻滞中最严重的。

## 一、一度房室阻滞

一度房室阻滞是指激动从心房传至心室的时间延长，在心电图上表现为PR间期延长超出正常范围。但无论延长程度如何，每次室上性激动均能下传心室，不会出现传导中断现象。一度房室阻滞是房室传导阻滞中最常见的一种。

### 1. 心电图特征

（1）符合窦性心律条件。

（2）成人的PR间期＞0.20 s（老年人心率缓慢时，PR间期＞0.22 s，14岁以下的儿童，PR间期＞0.18 s），P波后均有相关QRS波群。

（3）PR间期受心率、年龄的影响较明显，PR间期超过“不同心率、年龄PR间期的最高限度”。

（4）同一患者，PR间期动态变化＞0.04 s（心率无明显改变的情况下）。

## 2. 看图（图8-1）步骤

第一步　心率：62次/min，节律规整。

第二步　P波：窦性P波，Ⅰ、Ⅱ、aVF、$V_4$～$V_6$↑，aVR↓；大小、振幅在正常范围。

第三步　PR间期：0.22 s。

第四步　QRS波群：形态无异常，电轴、电压、时间正常。

第五步　ST段：无异常偏移。

第六步　T波：T波无异常。

第七步　其他：QT间期无异常。

**【心电图诊断】**窦性心律，一度房室阻滞。

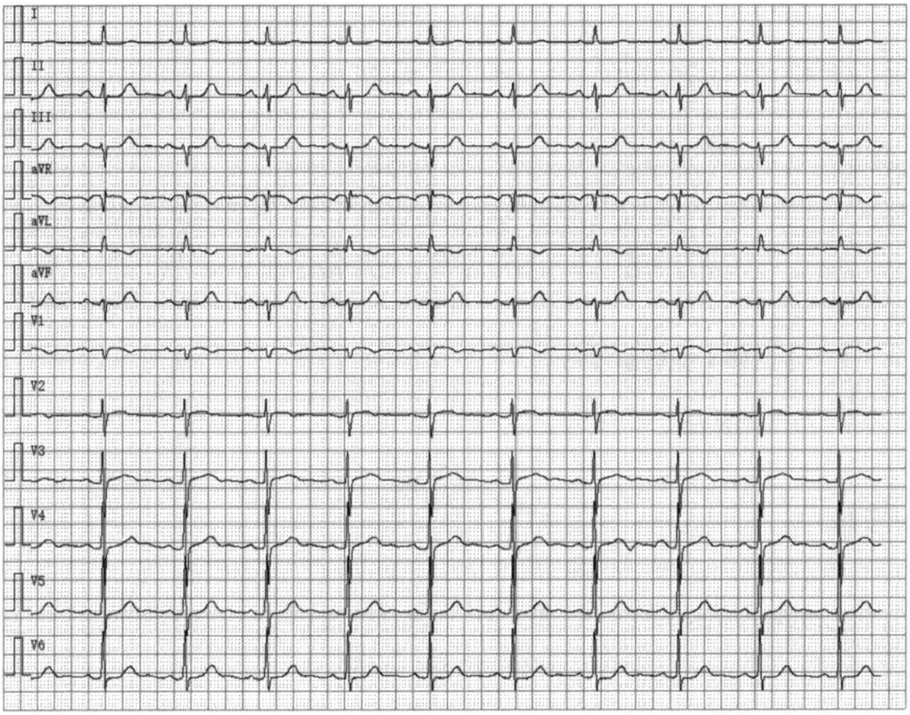


图8-1　一度房室阻滞

## 3. 临床意义

一度房室阻滞多发生于有病变的心脏，如心肌炎（尤其是风湿性心肌炎）、冠心病、急性下壁心肌梗死、先天性心脏病及心脏手术等；也可见于正常人。迷走神经张力增高是其产生的原因，常发生于卧位或睡眠时，立位或活动时PR间期转为正常。此外，某些药物（如洋地黄、β-受体阻滞剂等）也可导致PR间期延长。而出现于一些无明显冠心病或其他器质性心脏病的老年人的一度房室阻滞，多为传导系统退行性变所致，无重要意义。

## 二、二度房室阻滞

二度房室阻滞是激动自心房传至心室的过程中部分传导中断，即有心室脱漏现象，可同时伴有房室传导延迟。二度房室阻滞最早由文氏（Wenckebach）及莫氏（Mobitz）所描述，故又称为文氏型及莫氏型（Ⅰ型、Ⅱ型）房室阻滞。

在二度房室阻滞中，阻滞的严重程度常用房室传导比来表示：即P波的数目与QRS波群数目之比。如3：2阻滞，是指3个P波中有2个下传心室，1个被阻断。二度Ⅰ型房室阻滞又称文氏型、莫氏Ⅰ型房室阻滞，是二度房室阻滞中最多见的类型，其阻滞部位多位于房室结或希氏束的近端。二度Ⅱ型房室阻滞又称莫氏Ⅱ型房室阻滞，比莫氏Ⅰ型少见，其阻滞部位都在房室结以下，位于希氏束内或双侧束支水平（大部分为双侧束支）。

### （一）二度Ⅰ型房室阻滞

#### 1. 心电图特征

（1）莫氏Ⅰ（文氏）型：PR间期由短渐长，直至QRS波群脱漏，如此周而复始。

（2）漏搏引起的长RR间期小于两个PP间期之和。

（3）漏搏后的第一个RR间期最长，漏搏前最后一个RR间期最短。

（4）心室漏搏后的第一个PR间期最短（正常或接近正常）。

#### 2. 看图（图8-2）步骤

第一步　心率：心室节律不规整，62次/min；心房节律规整，94次/min。

第二步　P波：窦性P波，Ⅰ、Ⅱ、aVF、$V_4$～$V_6$↑，aVR↓；大小、振幅在正常范围。

第三步 PR间期：间期逐渐延长，后出现P波下传受阻（QRS波群脱漏），下传受阻P波为$P_1$、$P_4$、$P_7$、$P_{10}$、$P_{13}$及$P_{15}$，为文氏现象，周而复始；房室传导比例为3∶2、2∶1。

第四步 QRS波群：形态无异常，电轴、电压、时间正常。

第五步 ST段：$V_4$～$V_6$导联 ST段水平型压低0.05 mV。

第六步 T波：无异常。

第七步 其他：QT间期无异常。

**【心电图诊断】**窦性心律，二度Ⅰ型房室阻滞，轻度ST压低。

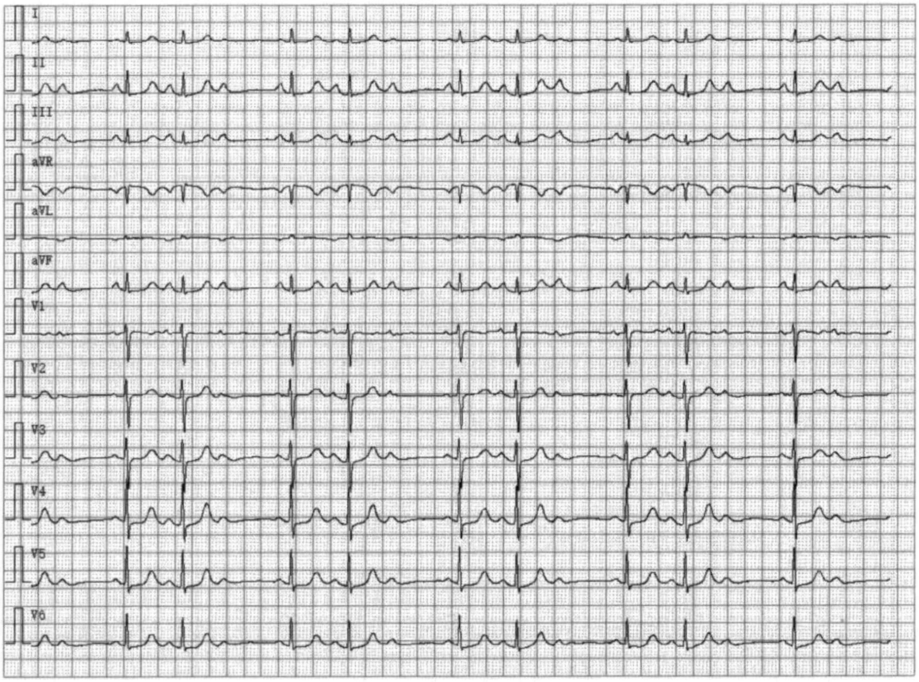


图8-2 二度Ⅰ型房室阻滞

### （二）二度Ⅱ型房室阻滞

二度Ⅱ型房室阻滞又称莫氏Ⅱ型房室阻滞，比莫氏Ⅰ型少见。其阻滞部位都在房室结以下，位于希氏束内或双侧束支水平（大部分为双侧束支）。

二度Ⅱ型房室阻滞时，阻滞部位的有效不应期显著延长，相对不应期很短甚至无相对不应期。室上性激动落在相对不应期无深浅的不同，传导延缓而速度相等；落在有效不应期即发生传导中断；落在应激期则传导正常。因而表现为下传的激动，PR间期都是相等的，传导中断是突然发生的，呈所谓“全或无”方式传导。

**1. 心电图特征**

（1）下传心室的激动，PR间期固定（多数正常，少数延长）。有时，在P波受阻（心室漏搏）后的第一个PR间期有轻度缩短。

（2）QRS波群脱漏是突然发生的，脱漏引起的长RR间期是短RR间期的2倍或略短。

（3）下传的QRS波群形态可以正常（阻滞部位在希氏束内），也可呈束支阻滞或分支阻滞图形（阻滞部位大多在束支水平）。

**2. 看图（图8-3）步骤**

第一步　心率：心室节律不规整，79次/min；心房节律规整，85次/min。

第二步　P波：窦性P波，Ⅰ、Ⅱ、aVF、$V_4$～$V_6$↑，aVR↓；大小、振幅在正常范围。

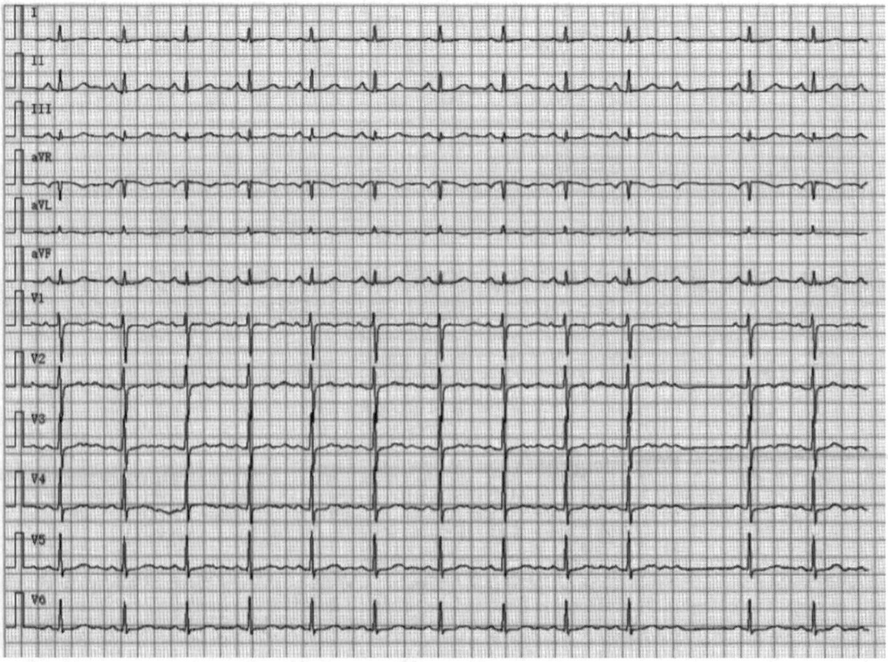


图8-3　二度Ⅱ型房室阻滞

第三步 PR间期：间期固定，$P_{11}$下传受阻，QRS波群脱漏。

第四步 QRS波群：形态无异常，电轴、电压、时间正常。

第五步 ST段：无异常偏移。

第六步 T波：无异常。

第七步 其他：QT间期无异常。

**【心电图诊断】**窦性心律，二度Ⅱ型房室阻滞。

### （三）临床意义

二度Ⅰ型房室阻滞：大多为一过性的，常因洋地黄过量、急性下壁心肌梗死、急性风湿热、病毒性心肌炎、高钾血症等引起，当病情好转后，可转为一度房室阻滞或消失。正常健康的人、运动员可在安静状态或睡眠中，因迷走神经张力增强，出现二度Ⅰ型房室阻滞，活动时或应用阿托品后便消失。

二度Ⅱ型房室阻滞：发生在房室结以下部位，几乎都是病理性的，预后较差，易进展为高度及完全性房室传导阻滞，并易发生阿-斯综合征，故是安装心脏起搏器的适应证。临床最常见于急性（前壁）心肌梗死、洋地黄中毒及原发性传导束退化症。

## 三、高度房室阻滞

连续2个或2个以上的P波不能下传心室者常称为高度房室阻滞（例如，呈3∶1、4∶1传导的房室阻滞）。

**1. 心电图特征**

（1）连续两个或两个以上QRS波群脱漏。

（2）房室传导比为3∶1及以上，前传心搏PP间期＞0.12 s，且恒定。

**2. 看图（图8-4）步骤**

第一步 心率：心室节律规整，28次/min；心房节律规整，85次/ min。

第二步 P波：窦性P波，Ⅰ、Ⅱ、aVF、$V_4$～$V_6$↑，aVR↓；大小、振幅在正常范围。

第三步 PR间期：0.14 s，$P_1$、$P_4$、$P_7$及$P_{10}$下传；房室传导为3∶1，连续

2次窦性P波未下传。

第四步　QRS波群：形态无异常，电轴、电压、时间正常。

第五步　ST段：无异常偏移。

第六步　T波：无异常。

第七步　其他：QT间期无异常。

**【心电图诊断】**窦性心律，高度房室阻滞（房室传导比为3：1）。高度房室阻滞引发极缓慢心室率（28次/min）。

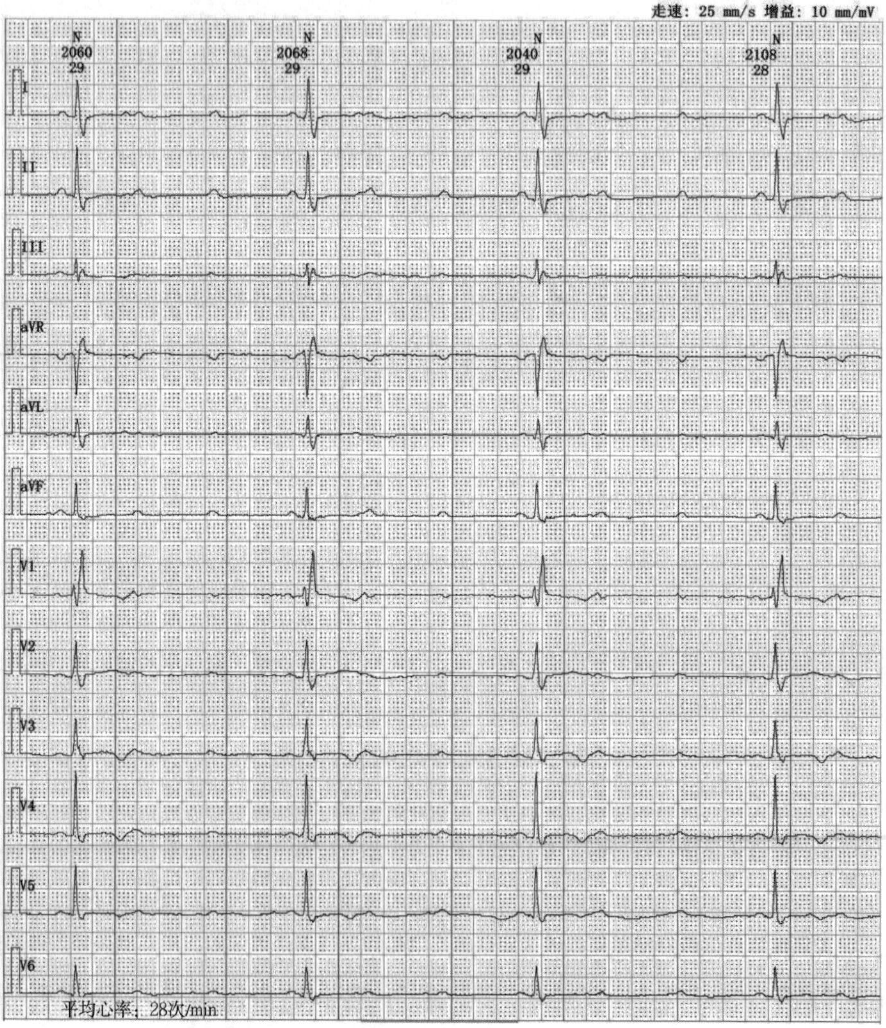


图8-4　高度房室阻滞（房室传导比为3：1）

3. 临床意义

如能排除干扰因素，高度房室传导阻滞反映传导系统有严重病变，很有可能演变为完全性房室传导阻滞。其临床意义参见“完全性房室传导阻滞”。

## 四、三度房室阻滞

三度房室阻滞又称完全性房室阻滞，是指来自房室交界区以上的激动一个也不能通过阻滞部位下传心室。心房、心室各由一个起搏点控制，两者之间毫无关系，形成完全性的房室分离。在三度房室阻滞时，没有心室夺获，如出现心室夺获（即使只有一个），便不是三度房室阻滞。三度房室阻滞的阻滞部位可以在房室结、希氏束或双侧束支系统。

1. 心电图特征

（1）P波与QRS波群无关，QRS波群为逸搏心律，P波频率＞QRS波群频率。

（2）PR间期不固定，无规律（实质为无关系）。

（3）QRS波群节律多齐，可正常，可宽大畸形。

2. 看图（图8-5）步骤

第一步　心率：心室节律规整，49次/min；心房节律规整，88～100次/min。

第二步　P波：窦性P波，Ⅰ、Ⅱ、aVF、$V_4$～$V_6$↑；aVR↓，大小、振幅在正常范围。

第三步　PR间期：P波与QRS波群无关。

第四步　QRS波群：QRS波群与P波无关；形态无异常，电轴、电压、时间正常。

第五步　ST段：无异常偏移。

第六步　T波：T波无异常。

第七步　其他：QT间期无异常。

【心电图诊断】窦性心律，三度房室阻滞，交界性逸搏心律。

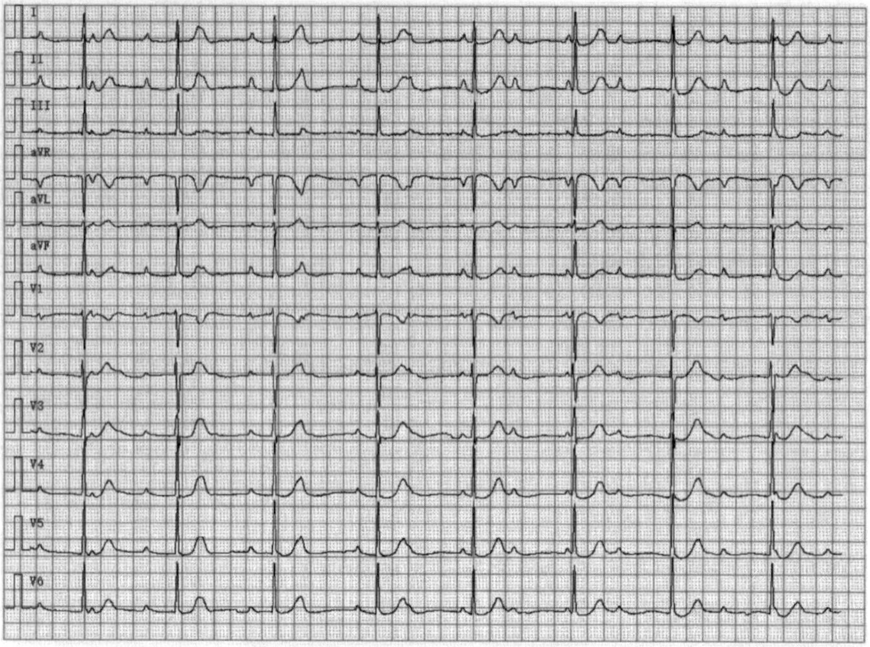


图8-5 三度房室阻滞，交界性逸搏心律

#### 3. 临床意义

三度房室阻滞可呈暂时性或持久性。暂时性的三度房室阻滞多由一些急性病变或因素引起，如急性下壁心肌梗死、急性心肌炎、药物过量等，阻滞部位多在房室交界区，在病因清除后，多可改善或消失。发生于冠心病、原发性传导束退化症、扩张性心肌病等的三度房室阻滞常呈持久性，阻滞部位大多在希-普系统内。三度房室阻滞如伴有过缓的逸搏心律（交界性＜40次/min，室性＜25次/min），提示低位起搏点功能低下，有发展至心室停搏的可能。

### 五、心房颤动伴三度房室阻滞

#### 1. 心电图特征

（1）心室率缓慢。

（2）fR不固定，心室率缓慢，RR间期规律。

（3）交界性逸搏心律为窄QRS波群，室性逸搏心律为宽QRS波群。

### 2. 看图（图8-6）步骤

第一步　心率：40次/ min，心室节律规整。

第二步　P波：窦性P波消失，代之以大小不同、不规则的小锯齿波（f波）。

第三步　PR间期：无。

第四步　QRS波群：形态无异常，电轴、时间正常；$RV_5$＞2.5 mV。

第五步　ST段：无异常偏移。

第六步　T波：无异常。

第七步　其他：QT间期无异常。

**【心电图诊断】**心房颤动伴三度房室阻滞，交界性逸搏心律，左室电压增高。

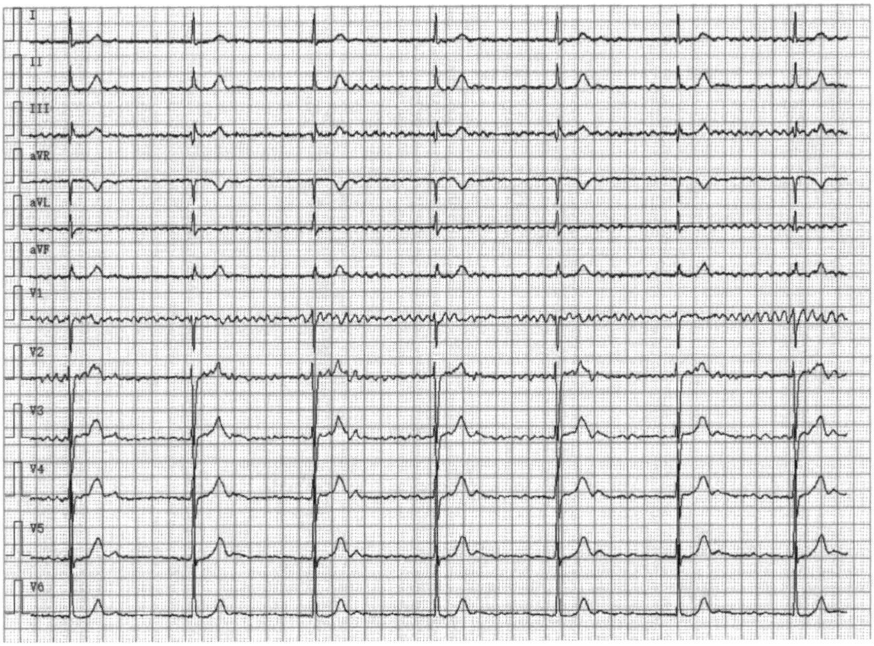


图8-6　心房颤动伴三度房室阻滞，交界性逸搏心律

### 3. 临床意义

参见“三度房室阻滞”。

（陈璀婷　王紫书）

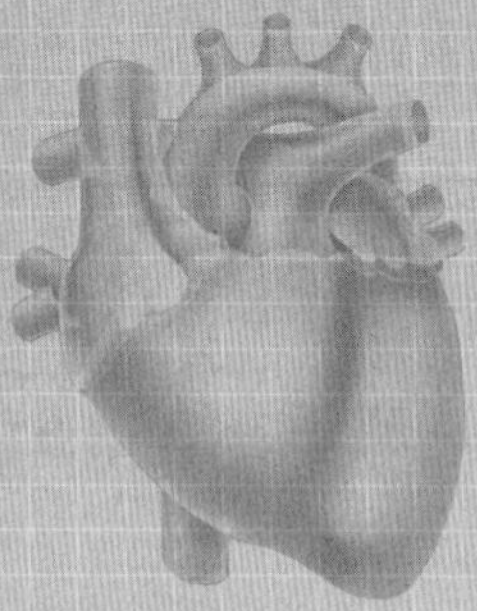

CHAPTER 9 第九章

# 室内传导阻滞

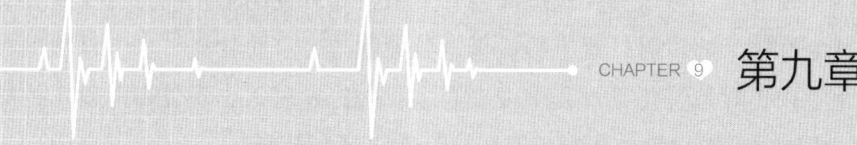

心传导系统由特殊分化的心肌细胞构成，其电信号传导路径为：窦房结→结间束→房间束→房室结→希氏束→左右束支（左束支分为左前分支和左后分支）→浦肯野纤维→心室肌。这一顺序确保了心脏的有序收缩，从而维持正常的血液循环。

希氏束进入心室后，在室间隔肌部的顶端分成右束支和左束支。左束支又分为左前分支、左后分支及左间隔支。束支和分支的末梢部分再反复分支成浦肯野纤维，浦肯野纤维直接或借过渡细胞与心室肌相连。室上性激动在经以上室内传导系统传导过程中或在心室肌内传导时，出现传导障碍（传导延缓或中断）称为“室内传导阻滞”，简称“室内阻滞”。

当一侧束支阻滞时，激动从健侧束支下传并先激动该侧心室。与此同时，激动经室间隔心室肌传至阻滞一侧的心室，这一过程需要0.04～0.06 s，由此造成阻滞一侧心室的除极在时间上较正常向后延迟0.04～0.06 s。如此，两侧心室除极的不同步及全部心室除极时间的后延，使心电图QRS波群时间增宽；心室除极顺序的改变，导致QRS波群形态畸形。

在心电图上，根据QRS波群增宽的程度将束支阻滞分为完全性和不完全性两种。但是，所谓完全性束支阻滞并不意味着该束支绝对不能下传，只要两侧束支的传导时间相差超过0.04 s，延迟传导一侧的心室就会被对侧传导过来的激动所激动，从而表现出该侧束支完全阻滞的图形。

束支阻滞多数情况下是永久性的，少数病例因短暂的病理改变而呈一过性，有些束支阻滞时隐时现称为间歇性束支阻滞。束支阻滞可以是一侧束支发生阻滞，也可以是两侧束支或者伴一侧分支的阻滞，并可在不同束支或不同分支上出现不同程度的阻滞，在心电图上构成不同程度或不同组合的双支及三支阻滞。

## 一、右束支阻滞

右束支细长，由单侧冠状动脉供血，且不应期比左束支长，故易发生传导阻滞。沿右束支下传的激动比左束支延迟0.025 s以上时，QRS波群即可增宽变形，呈右束支阻滞图形特征。

**1. 心电图特征**

（1）QRS波群形态改变：

①$V_1$或$V_2$导联QRS波群呈rsR′、rSR′或M型，这是右束支阻滞心电图最具特征性的改变。有时该形态可变异为qR、rR′型或R型。

②其他导联QRS波群形态表现为终末波宽钝，时间≥0.04 s，如Ⅰ、$V_5$、$V_6$导联S波宽钝，aVR导联R波宽钝。

（2）QRS波群时间增宽：

①根据QRS波群增宽的程度分为完全性和不完全性两种：QRS波群时间≥0.12 s，为完全性右束支阻滞，简称“完右”；QRS波群时间<0.12 s，为不完全性右束支阻滞，简称“不完右”。

②$V_1$导联R峰时间≥0.06 s，不完全性右束支阻滞时，$V_1$导联R′的振幅常较小，呈rsR′型，但R′>r。有时$V_1$导联图形不够典型：R′<r或呈S波有错折的rS型，这时加做$V_{3R}$导联，前三者会出现R′>r，后者会转呈rsR′型，使右束支阻滞图形表现出来。

（3）继发性ST-T改变：

$V_1$或$V_2$导联ST段下移，T波倒置。

**2. 看图（图9-1）步骤**

第一步　心率：72次/min，节律规整。

第二步　P波：窦性P波，Ⅰ、Ⅱ、aVF、$V_4$～$V_6$↑，aVR↓；大小、振幅在正常范围。

第三步　PR间期：0.17 s。

第四步　QRS波群：间期0.15 s；$V_1$呈rsR′型，R′波增宽，$V_2$呈M型，Ⅰ、aVL、$V_5$、$V_6$导联呈qRs型，S波宽钝。

第五步　ST段：继发性改变。

第六步　T波：继发性改变。

第七步　其他：QT间期无异常。

**【心电图诊断】**窦性心律，完全性右束支阻滞。

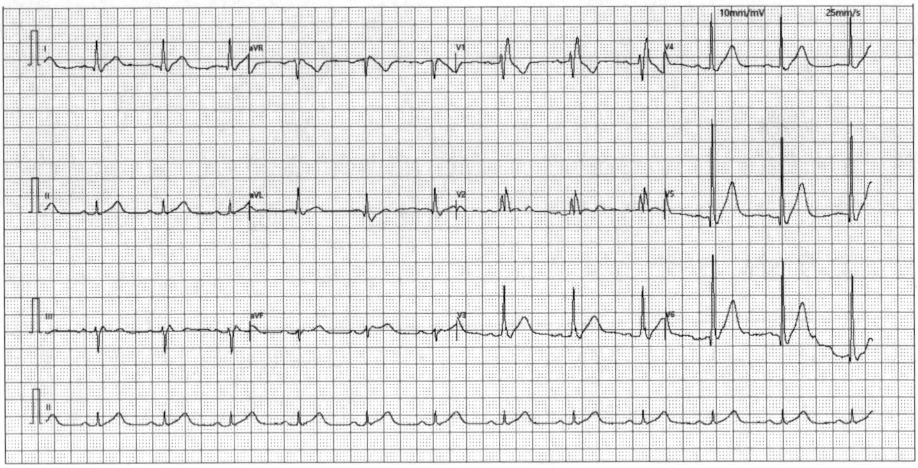

图9-1 完全性右束支阻滞

3. 临床意义

不完全性右束支阻滞心电图改变多见于先天性心脏病，尤以右室容量负荷过重的心脏病常见，如房间隔缺损等。其他可见于风湿性心脏病二尖瓣狭窄、肺心病等。也可为正常变异，约2.4%的正常人可出现不完全性右束支阻滞图形。心电图显示的不完全性右束支阻滞是否表明右束支传导延缓仍有争议。不完全性右束支阻滞中约有5%可发展为完全性右束支阻滞。完全性右束支阻滞大多见于器质性心脏病，如冠心病、高血压心脏病、风湿性心脏病、肺心病、心肌炎、心肌病、先天性心脏病、传导系统退行性病变及高钾血症等。急性心肌梗死时新出现的右束支阻滞是一恶性预兆，常伴大面积梗死，预后较差。出现于年轻人的单纯性的完全性右束支阻滞多不具有临床意义。

## 二、左束支阻滞

左束支粗短，从希氏束分出后很快发出许多分支，在左侧室间隔内膜下呈扇形展开，主要分成（左前及左后分支）两组纤维。左束支由双侧冠状动脉供血，受损机会较少，病变比较广泛时才能使其全部受损。故一旦发生完全性左束支阻滞，多提示有器质性心脏病。

**1. 心电图特征**

（1）QRS波群形态改变：

①$V_5$、$V_6$、Ⅰ、aVL导联呈R型，R波顶端粗钝或有切迹，除aVL导联外均无Q波。

②$V_1$、$V_2$导联呈rS型（r波极小、S波深宽）或QS型。

（2）QRS波群时间增宽：

①根据QRS波群增宽的程度分为完全性和不完全性两种：QRS波群时间≥0.12 s，为完全性左束支阻滞；QRS波群时间＜0.12 s，为不完全性左束支阻滞。

②$V_5$、$V_6$导联R峰时间≥0.06 s。

（3）继发性ST-T改变：

$V_5$、$V_6$、Ⅰ、aVL导联ST段下移，T波倒置；$V_1$或$V_2$导联ST段上抬，T波直立。

**2. 看图（图9-2）步骤**

第一步　心率：83次/min，节律规整。

第二步　P波：窦性P波，Ⅰ、Ⅱ、aVF、$V_4$～$V_6$↑，aVR↓；大小、振幅在正常范围。

第三步　PR间期：正常。

第四步　QRS波群：时间＞0.12 s；$V_5$～$V_6$导联呈宽R波，顶部切迹粗钝，其前无q波；$V_1$～$V_2$导联呈rS。

第五步　ST段：继发性改变。

第六步　T波：继发性改变。

第七步　其他：QT间期无异常。

**【心电图诊断】**窦性心律，完全性左束支阻滞。

**3. 临床意义**

不同于右束支阻滞，左束支阻滞罕见于正常人。临床上，完全性左束支阻滞最常见于高血压和冠心病，其次为心肌病、心肌炎、瓣膜性心脏病（尤其是主动脉瓣病变）等。单纯性完全性左束支阻滞多与传导系统原发性退行性病变有关。

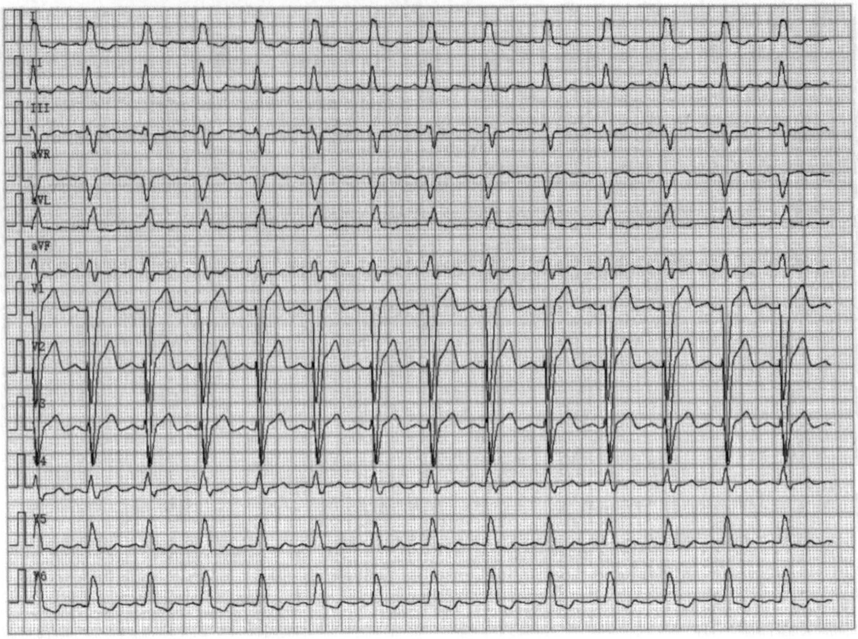


图9-2　完全性左束支阻滞

## 三、左前分支阻滞

左前分支阻滞（left anterior fascicular block，LAFB）过去又称为“左前半支阻滞”。左前分支细长，由左束支主干分出后，向上向前分布于室间隔的前上部及左心室的前壁和侧壁。左前分支由单侧冠状动脉供血，在左束支分支阻滞中，以左前分支阻滞最多见。

### 1. 心电图特征

（1）QRS波群电轴左偏：电轴在-90°～-30°（＜-45°有较肯定的诊断价值）。

（2）QRS波群Ⅱ、Ⅲ、aVF导联呈rS型，$S_{Ⅲ}>S_{Ⅱ}$；Ⅰ、aVL导联呈qR型，$R_{aVL}>R_{Ⅰ}$；胸导联QRS波群一般无明显改变。

（3）QRS波群时间正常（＜0.11 s）或轻度延长（0.10～0.12 s）。

### 2. 看图（图9-3）步骤

第一步　心率：83次/min，节律规整。

第二步　P波：窦性P波，Ⅰ、Ⅱ、aVF、$V_4$～$V_6$↑，aVR↓；大小、振幅在正常范围。

第三步　PR间期：0.13 s。

第四步　QRS波群：Ⅱ、Ⅲ、aVF导联呈rS型，$S_{Ⅲ}>S_{Ⅱ}$，I、aVL导联呈qR型，$R_{aVL}>R_{I}$，电轴-58°，时间<0.12 s。

第五步　ST段：无异常偏移。

第六步　T波：无异常。

第七步　其他：QT间期无异常。

**【心电图诊断】**窦性心律，左前分支阻滞。

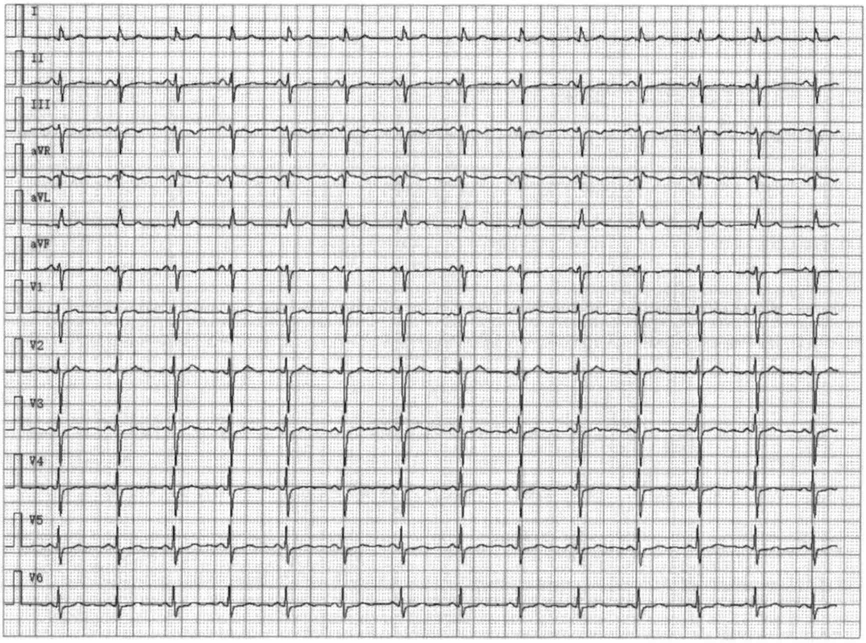


图9-3　左前分支阻滞

### 3. 临床意义

左前分支阻滞最常见于冠心病。其他可见于心肌病、心肌炎、先天性心脏病，传导系统退行性变、高钾血症等。少数为无心血管疾病的单纯性左前分支阻滞，预后良好。

## 四、左后分支阻滞

左后分支阻滞（left posterior fascicular block，LPFB）过去又称为左后半支阻滞。左后分支粗而短，似为左束支主干的延续，向后向下散开分布于后乳头肌、室间隔后部及左室后下壁。左后分支接受左、右冠状动脉的双重供血。

**1. 心电图特征**

（1）QRS 波群电轴右偏：电轴在+90°～+180°（≥+120°有较肯定的诊断价值）。

（2）QRS波群：Ⅰ、aVL导联呈rS型；Ⅱ、Ⅲ、aVF导联呈qR型，q波时间＜0.02 s，$R_{Ⅲ}$＞$R_{Ⅱ}$；胸导联无明显改变；时间＜0.12 s。

**2. 看图（图9-4）步骤**

第一步　心率：81次/min，节律规整。

第二步　P波：窦性P波，Ⅰ、Ⅱ、aVF、$V_4$～$V_6$↑，aVR↓；大小、振幅在正常范围。

第三步　PR间期：0.17 s。

第四步　QRS波群：Ⅰ、aVL导联呈rs型，Ⅱ、Ⅲ、aVF导联呈qR型，$R_{Ⅲ}$＞$R_{Ⅱ}$，q波时间＜0.03 s，电轴+121°，时间＜0.12 s。

第五步　ST段：无异常偏移。

第六步　T波：Ⅱ、Ⅲ、aVF、$V_1$～$V_6$导联倒置。

第七步　其他：QT间期无异常。

**【心电图诊断】**窦性心律，左后分支阻滞，T波异常。

**3. 临床意义**

因左后分支粗而短，具有双重供血，且位于不易受侵害的左室流入道，故单纯左后分支阻滞发生率很低，一旦出现，常提示有弥漫性心肌损害，病变严重。左后分支阻滞最常见于冠心病，其他可见于高血压心脏病、心肌病等。急性心肌梗死时出现左后分支阻滞，预后较差。

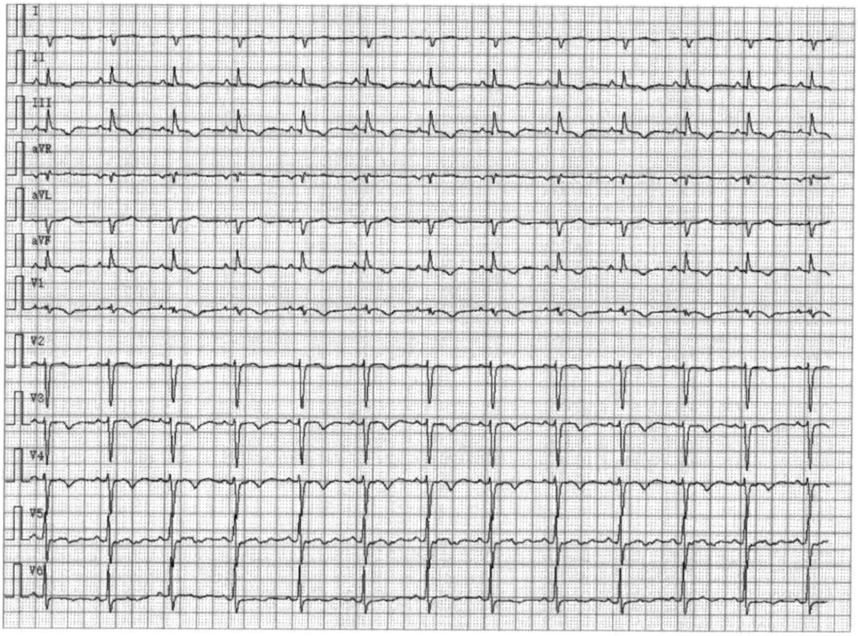


图9-4 左后分支阻滞，T波异常

## 五、不定型室内阻滞

不定型室内阻滞亦称末梢型室内阻滞、非特异性室内阻滞。

### 1. 心电图特征

QRS波群时间增宽≥0.12 s，形态畸形，但其QRS波群形态既不像左束支阻滞图形，也不像右束支阻滞图形，可伴有ST-T继发性改变及QT间期延长。

### 2. 看图（图9-5）步骤

第一步 心率：67次/min，节律规整。

第二步 P波：窦性P波，Ⅰ、Ⅱ、aVF、$V_4$～$V_6$↑，aVR↓；大小、振幅在正常范围。

第三步 PR间期：0.16 s。

第四步 QRS波群：间期0.13 s。

第五步 ST段：无异常偏移。

第六步 T波：无异常。

第七步　其他：QT间期无异常；$V_2$～$V_5$导联可见U波，部分U波振幅大于同导联T波振幅的1/2。

**【心电图诊断】**窦性心律，非特异性室内阻滞，U波异常。

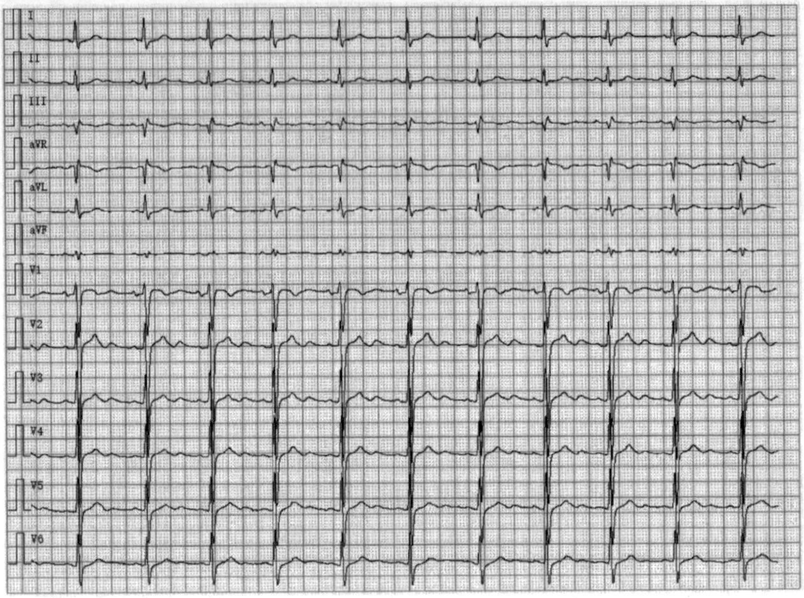


图9-5　非特异性室内阻滞，U波异常

### 3. 临床意义

非特异性室内传导阻滞见于心肌梗死超急性损伤期、变异性心绞痛、陈旧性心肌梗死、扩张性心肌病、高钾血症等患者。并发的室性心律失常多为特宽型室性早搏，特宽型室性心动过速等。患者有一侧心室或全心扩大，合并心力衰竭者，发生室性心动过速或心室颤动机会增多。非特异性室内传导阻滞还可见于心电–机械分离及临终前的心电图表现。非特异性心室内传导阻滞临床意义比一般束支传导阻滞更重要。

## 六、双束支阻滞

双束支阻滞指左束支、右束支同时发生传导阻滞。其阻滞程度可分为相同或不相同的一度、二度或三度阻滞。

### 1. 心电图特征

心电图表现为PR间期延长，同时有传导更慢一侧的束支阻滞图形。

### 2. 看图（图9-6）步骤

第一步　心率：76次/min，节律规整。

第二步　P波：窦性P波，Ⅰ、Ⅱ、aVF、$V_4$～$V_6$↑，aVR↓；大小、振幅在正常范围。

第三步　PR间期：0.32 s。

第四步　QRS波群：间期0.16 s；$V_1$、$V_2$导联呈rsR′型和M型，$V_5$、$V_6$导联S波粗钝增宽。

第五步　ST段：继发性改变。

第六步　T波：继发性改变。

第七步　其他：QT间期无异常。

**【心电图诊断】**窦性心律，一度房室阻滞，完全性右束支阻滞。

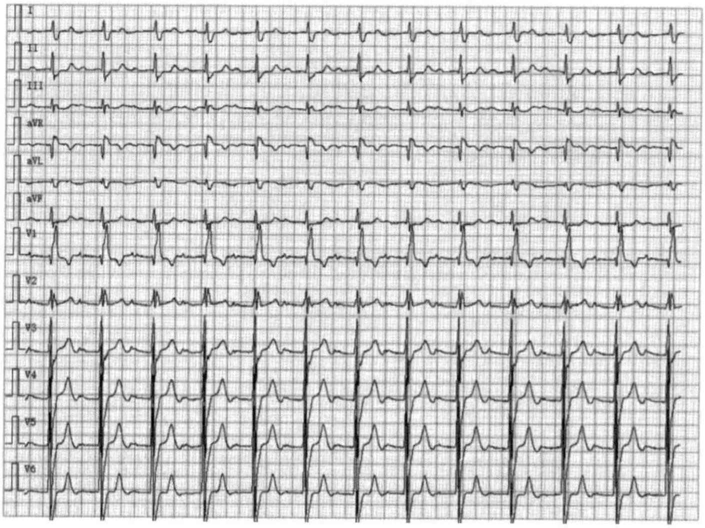


图9-6　一度房室阻滞，完全性右束支阻滞

### 3. 临床意义

双束支阻滞多由严重的心脏疾病所致，如急性心肌梗死、心肌炎、心肌病等，易发展为完全性房室传导阻滞。

（陈璀婷　王紫书）

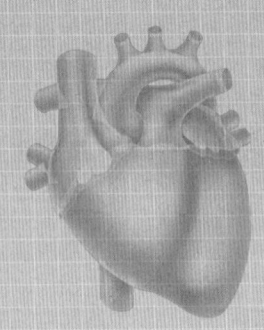

CHAPTER 10 第十章

# 预激综合征

正常情况下，房室结-希普系统是房室之间电传导的唯一通路。然而，在胚胎发育过程中，因为有部分人残存的房室间肌束连接未能完全退化，所致除正常的房室传导系统外，还存在附加的房室传导通道（旁道或旁路）。

经旁路下传的激动可较早地到达心室，使部分心室肌或全部心室肌提前激动，该现象即心室预激现象，又称为“心室预激”，简称“预激”。

预激综合征包括以下三种类型：典型预激综合征、短PR综合征和马海姆（Mahaim）型预激综合征。

## 一、典型预激综合征

典型预激综合征亦称经典的预激综合征，1930年由沃尔夫（Wolff）、帕金森（Parkinson）和怀特（White）首先报道，故又被称为WPW综合征。

典型预激综合征是各种预激综合征中最常见的类型，正常人中发病率为0.1%～0.3%，患者中3%～4%的人有家族遗传性，大多数患者会在年轻时发病，男性多于女性。WPW综合征患者大多数无器质性心脏病，而伴有器质性心脏病的患者中以先天性心脏病为多见，特别是Ebstein畸形。

房室旁路可双向传导。前向传导在窦性心律时显示心室预激，逆向传导常参与房室折返性心动过速，此房室旁路称为显性房室旁路（图13-1、图13-2）。有些旁路虽有前向传导功能，但其功能较弱，不能持续性前向传导。有部分心室预激表现为间歇性出现（图13-3）。

**1. 心电图特征**

（1）PR间期＜0.12 s。

（2）QRS波群起始部可见预激波（又称delta波，简写为δ波或△波）。

（3）QRS波群时间≥0.11 s。

（4）正常PJ间期≤0.27 s。

（5）可出现继发性ST-T改变。

如果窦性心律时心电图有以上改变，临床上又有阵发性室上性心动过速发作，称为“典型预激综合征”（WPW综合征）；如果只有以上心电图改变而没有室上性心动过速发作，则称为“心室预激”。

## 2. 看图步骤

（1）A型心室预激（图10-1）。

第一步　心率：87次/min，节律规整。

第二步　P波：窦性P波，Ⅰ、Ⅱ、aVF、$V_4$～$V_6$↑，aVR↓；大小、振幅在正常范围。

第三步　PR间期：0.11 s。

第四步　QRS波群：间期0.12 s，QRS波群的起始部可见δ波。$V_1$～$V_6$：δ波、主波方向均向上。

第五步　ST段：继发性改变。

第六步　T波：继发性改变。

第七步　其他：QT间期无异常。

**【心电图诊断】**窦性心律，A型心室预激。

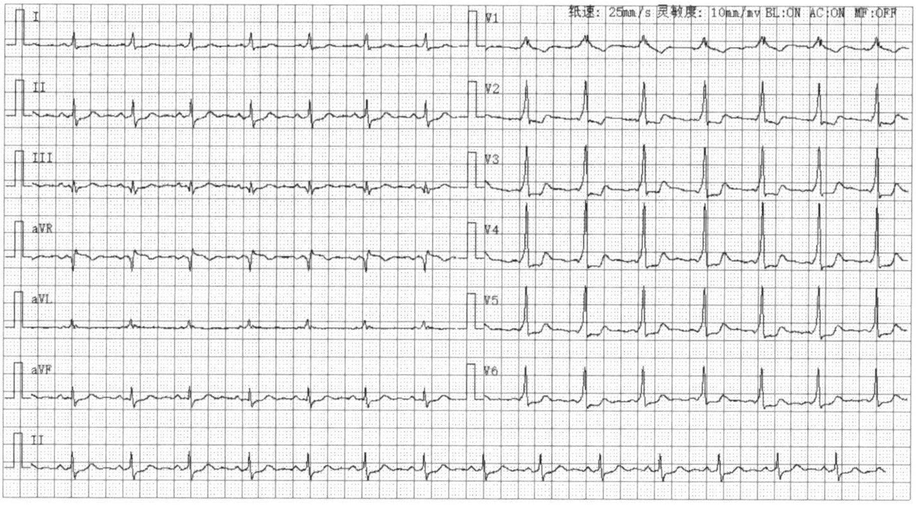


图10-1　A型心室预激

（2）B型心室预激（图10-2）。

第一步　心率：83次/min，节律规整。

第二步　P波：窦性P波，Ⅰ、Ⅱ、aVF、$V_4$～$V_6$↑，aVR↓；大小、振幅在正常范围。

第三步　PR间期：0.10 s。

第四步　QRS波群：间期0.15 s，QRS波群的起始部可见δ波。$V_1$、$V_2$：δ波方向向上、主波方向向下；$V_5$、$V_6$：δ波、主波方向均向上。

第五步　ST段：继发性改变。

第六步　T波：继发性改变。

第七步　其他：QT间期无异常。

**【心电图诊断】**窦性心律，B型心室预激。

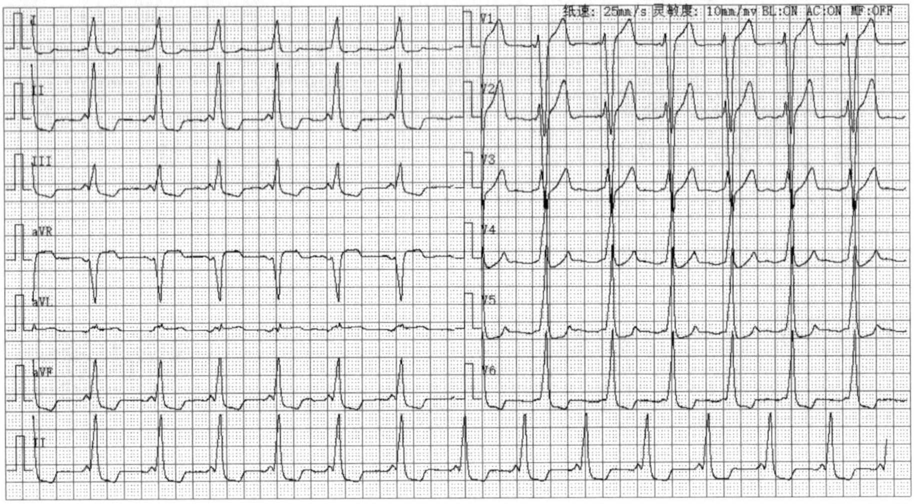


图10-2　B型心室预激

（3）间歇性B型心室预激（图10-3）。

第一步　心率：82次/min，节律规整。

第二步　P波：窦性P波，Ⅰ、Ⅱ、aVF、$V_4$～$V_6$↑，aVR↓；大小、振幅在正常范围。

第三步　PR间期：正常下传，PR间期0.16 s；$R_3$、$R_6$、$R_9$为心室预激，PR间期0.10 s。

第四步　QRS波群：$R_3$、$R_6$、$R_9$的QRS波群起始部可见δ波。$V_1$、$V_2$：δ波、主波方向均向下；$V_5$、$V_6$：δ波、主波方向均向上。

第五步　ST段：无异常偏移。

第六步　T波：无异常。

第七步　其他：QT间期无异常。

【心电图诊断】窦性心律，间歇性B型心室预激。

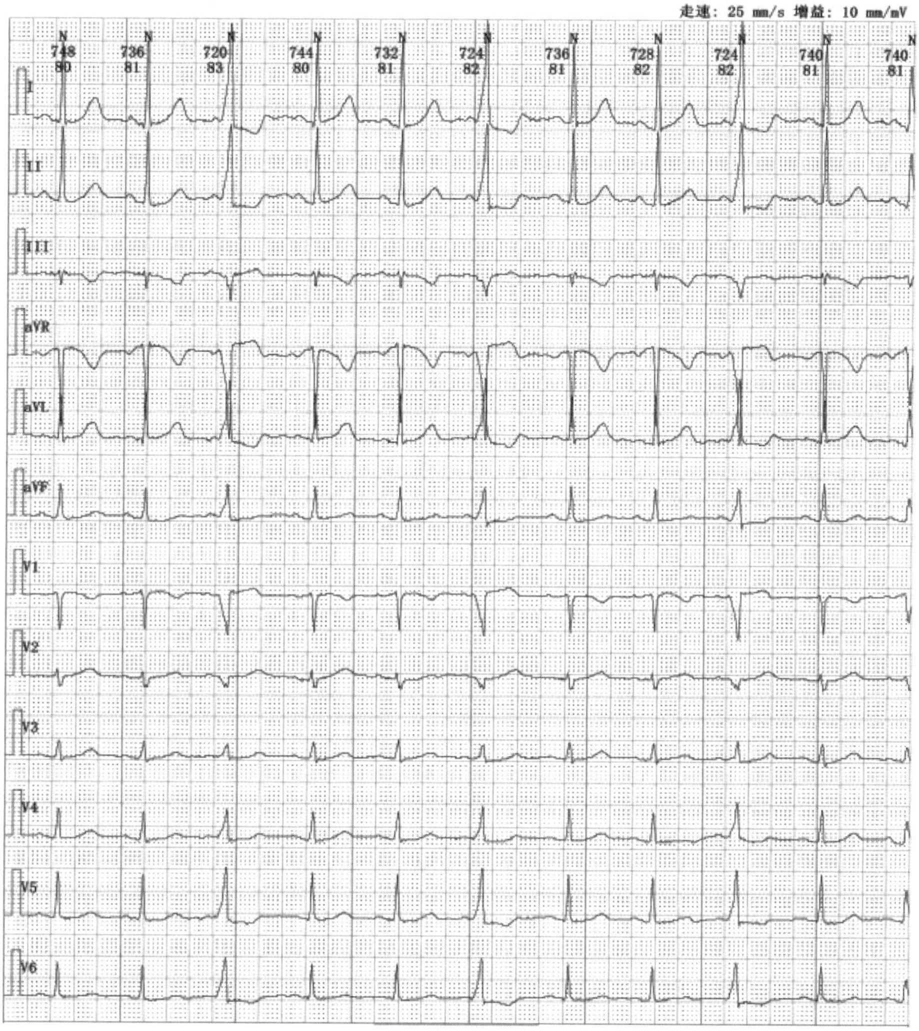


图10-3 间歇性B型心室预激

### 3. 临床意义

房室旁路导致的心室预激多不引起临床症状。WPW综合征的临床意义主要是因旁路的存在，易并发快速型心律失常。其绝大多数患者是因发作快速心律失常才来医院就诊的。正常人中，WPW综合征发病率为0.1%～0.3%，患者中3%～4%的人有家族遗传性，大多数患者会在年轻时发病，男性多于女性。越来越多的研究表明，对不伴有快速心律失常的无症状的心室预激，部分患者最终亦会进展为有症状的心律失常，甚至以猝死为首发表现。目前对此类患者的治疗仍有争议，大多建议采用电生理检查进行风险评估，高危者在权衡风险与并发症的基础上，选择性地进行射频消融治疗。

## 二、短PR间期

此类型预激综合征在临床上较少见。当PR间期<0.12 s时，便称为短PR间期。短PR间期综合征又称为L-G-L综合征，系窦性或房性激动通过杰姆氏束（James束）下传心室，绕过了房室结，属房结旁道或房束（希氏束）旁道。

**1. 心电图特征**

（1）PR间期<0.12 s。

（2）QRS波群时间形态正常。

（3）有阵发性心动过速反复发作，心动过速可能是阵发性室上性心动过速，也可能是心房扑动或心房颤动。

如果只有PR间期短而没有心动过速的患者，则可能为正常变异。

**2. 看图（图10-4）步骤**

第一步　心率：95次/min，节律规整。

第二步　P波：窦性P波，Ⅰ、Ⅱ、aVF、$V_4$～$V_6$↑，aVR↓；大小、振幅在正常范围。

第三步　PR间期：0.10 s。

第四步　QRS波群：间期0.08 s，电轴66°，形态、振幅无异常。

第五步　ST段：无异常偏移。

第六步　T波：无异常。

第七步　其他：QT间期无异常。

**【心电图诊断】**窦性心律，短PR间期。

**3. 临床意义**

PR间期<0.12 s，最常见的机制为房室结加速传导，其次是经过James束下传或房室结解剖结构短小。必须具备PR间期<0.10 s、无δ波、QRS波群形

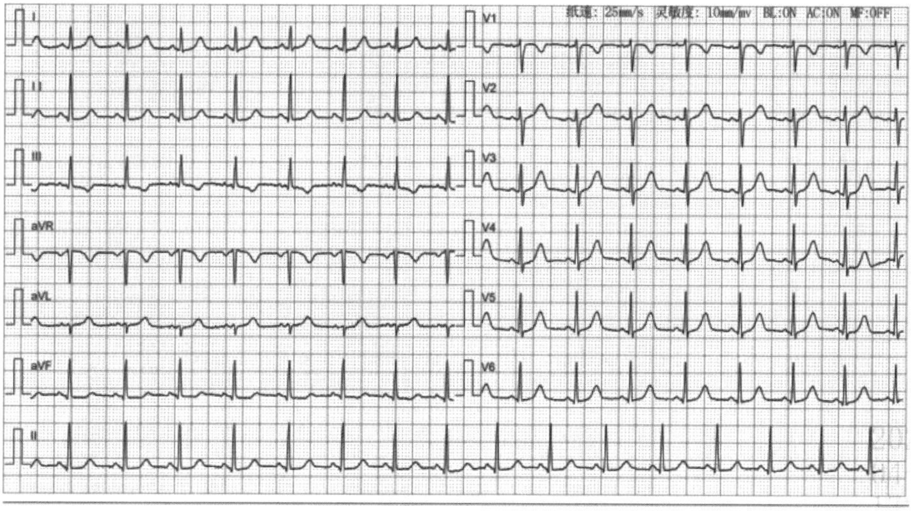


图10-4　短PR间期

态正常及反复发作心动过速史这4个条件，方能诊断为短PR综合征，又称为L-G-L综合征。若仅有PR间期缩短、QRS波群形态正常，临床上无反复发作心动过速史者，则不宜诊断为L-G-L综合征，而应诊断为短PR间期。

## 三、Mahaim 型预激综合征

此类型预激综合征在临床上少见，约占预激综合征总数的5%以下。其旁道多位于右心室，QRS波群呈类似左束支阻滞图形。表现为PR间期正常、QRS波群起始部有预激波的变异型预激综合征（又称“Mahaim型预激综合征”）1937年和1941年，Mahaim等先后报道了从房室结至心室肌的旁路纤维（结-室旁路）和从希氏束至心室肌的旁路纤维（束-室旁路），两者即为传统的Mahaim纤维。之后安德森（Anderson）进一步将Mahaim纤维分为结-束、结-室和束-室旁路。

**1. 心电图特征**

（1）PR间期正常。

（2）QRS波群起始部有δ波。

（3）QRS波群时间延长或正常。

（4）可伴有继发性ST-T改变。

（5）常伴发类似左束支阻滞图形的心动过速。

**2. 看图（图10-5）步骤**

第一步　心率：69次/min，节律规整。

第二步　P波：窦性P波，Ⅰ、Ⅱ、aVF、$V_4$～$V_6$↑，aVR↓；大小、振幅在正常范围。

第三步　PR间期：0.14 s。

第四步　QRS波群：间期0.14 s，QRS波群的起始部可见δ波。$V_1$～$V_6$：δ波、主波方向均向上。

第五步　ST段：继发性改变。

第六步　T波：继发性改变。

第七步　其他：QT间期无异常。

**【心电图诊断】**窦性心律，Mahaim型心室预激。

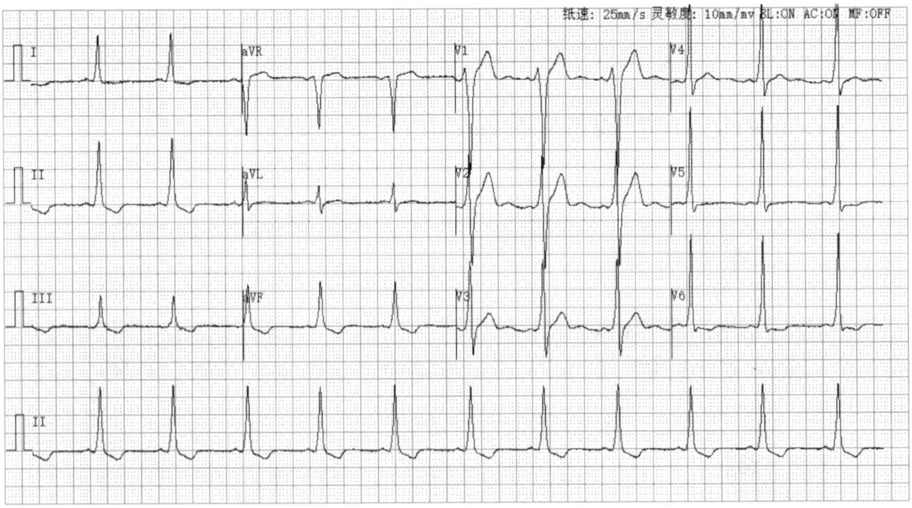


图10-5　Mahaim 型心室预激

**3. 临床意义**

Mahaim纤维可分为结-束、结-室和束-室旁路，除束-室旁路尚未发现参与形成折返性心动过速外，其他各型Mahaim纤维都可引起折返性心动过速，其中大部分是慢传导房-束旁路，小部分为慢传导房-室旁路。该心动过速起始于右心房，止于右束支远端或附近心肌，导致心动过速发作时QRS波群呈类似左束支阻滞的形态改变。

（王紫书）

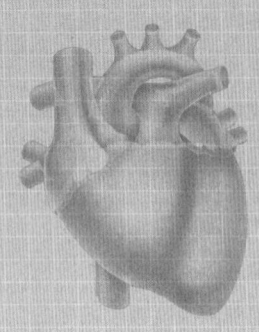

CHAPTER 11 第十一章

# 心肌缺血与 ST-T 改变

心肌缺血，严格意义上来说并不是一种疾病，而是一种病理生理状态。心肌缺血通常发生在冠脉粥样硬化的基础上，它是一种由冠状动脉狭窄、痉挛或阻塞不能满足心肌代谢需要而导致心肌供血、供氧不足的病理生理状态。心肌缺血发作虽常是冠状动脉病变的反应，但也可见于许多非冠状动脉疾病。根据心肌缺血发生的部位，可分为心内膜下心肌缺血和心外膜下心肌缺血。由于主动脉压力高于肺动脉压力，左室泵血的负荷明显大于右室，再加上左室壁的厚度约为右室的三倍，代谢需氧量大，所以心肌缺血多发生于左室。左室缺血多见于心内膜下心肌，因为心内膜下心肌冠状血管承受的压力明显大于心外膜下心肌。由于心外膜下心肌血管张力较心内膜下低，冠状动脉的血液灌注由心外膜下心肌到心内膜下心肌也逐层降低。当冠状动脉供血不足时，心内膜下心肌较易发生缺血。当冠状动脉发生痉挛或阻塞时，则可发生心外膜下心肌缺血或透壁性心肌缺血。当心肌某一部分缺血时，将影响到心室复极的正常进行，并可使缺血区相关导联发生ST-T异常改变，表现为ST段偏移(下移、抬高)、T波改变（低平、双向、倒置）、U波改变、QT间期延长，有时也可影响除极过程，引起QRS波群改变。心肌缺血的心电图改变类型取决于缺血的严重程度、持续时间和缺血发生部位。

**1. 心电图特征**

（1）缺血型T波改变（图11-1）。

正常情况下，心外膜处的动作电位时程较心内膜短，心外膜完成复极早于心内膜，因此心室肌复极过程可看作是从心外膜开始向心内膜方向推进。发生心肌缺血时，复极过程发生改变，心电图上出现T波变化（常表现为T波高耸或倒置，多呈“冠状T”改变）。

①心内膜下心肌缺血，这部分心肌复极时间较正常时更加延迟，使原来存在的与心外膜复极向量相抗衡的心内膜复极向量减小或消失，致使T波向量增加，出现高大的T波。由于心室壁复极顺序未改变，而复极向量增大，所以面向缺血区的导联描记出直立高耸的T波。

②心外膜下心肌缺血（包括透壁性心肌缺血），则引起心肌复极顺序的逆转，即心内膜开始先复极，膜外电位为正，而缺血的心外膜心肌尚未复极，膜外电位仍呈相对的负性，于是出现与正常方向相反的T波向量。此时面

向缺血区的导联记录出倒置的T波。

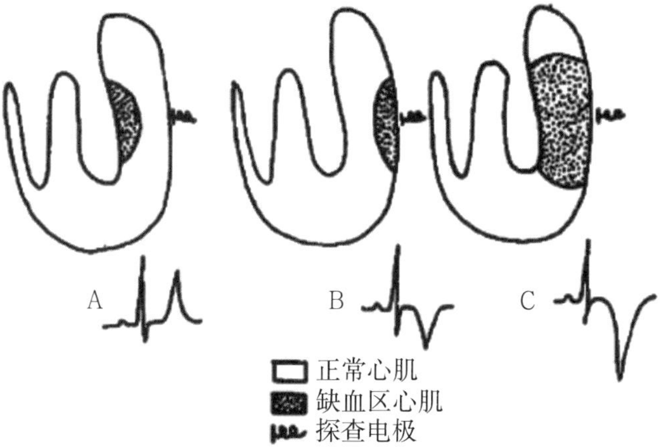


A-心内膜下缺血，T波高耸直立；B-心外膜下缺血，
T波倒置呈冠状T；C-穿壁性缺血，T波倒置加深。

图11-1　缺血型T波改变

（2）损伤型ST段改变。

心肌缺血除了会出现T波改变外，还会出现损伤型ST改变。损伤型ST段偏移可表现为ST段压低及ST段抬高两种类型。心肌损伤时，ST向量从正常心肌指向损伤心肌。

①心内膜下心肌损伤时，ST向量背离心外膜面指向心内膜，使位于心外膜面的导联出现ST段压低。

ST段压低可主要分为：水平型压低、下斜型压低及上斜型（J点型）压低。

· ST段水平型压低是指压低的ST段与以R波顶点垂线的夹角＝90°，呈水平型。

· ST段下斜型压低是指压低的ST段与以R波顶点垂线的夹角＞90°，呈下斜型。

· ST段上斜型压低又称J点型压低，是指压低的ST段与以R波顶点垂线的夹角＜90°，呈上斜型。

ST段压低的诊断标准：一般认为，下斜型、水平型ST段下移≥0.05～0.1 mV有诊断价值。J点型ST段下移在J点之后80 ms处下移≥0.2 mV也有诊断价值。

心绞痛发作时、运动试验时，ST段下移比较显著，慢性冠状动脉供血不足ST段仅轻度下移或水平延长。ST段下移的程度与冠状动脉供血不足的程度有一定相关性。

②心外膜下心肌损伤时（包括透壁性心肌缺血），ST向量指向心外膜面导联、引起ST段抬高。发生损伤型ST改变时，对侧部位的导联常可记录到相反的ST改变。当发生急性透壁性或心外膜下心肌缺血时，面向缺血区的导联可出现一过性的ST段抬高，这往往提示缺血程度较严重、范围较大。

**2. 看图步骤**

（1）T波倒置（图11-2）。

第一步　心率：93次/min，节律规整。

第二步　P波：窦性P波，Ⅰ、Ⅱ、aVF、$V_4$～$V_6$↑，aVR↓；大小、振幅在正常范围。

第三步　PR间期：0.12 s。

第四步　QRS波群：间期0.09 s，电轴77°，形态、振幅无异常。

第五步　ST段：无异常偏移。

第六步　T波：Ⅱ、Ⅲ、aVF倒置。

第七步　其他：QT间期无异常。

**【心电图诊断】**窦性心律，T波倒置。

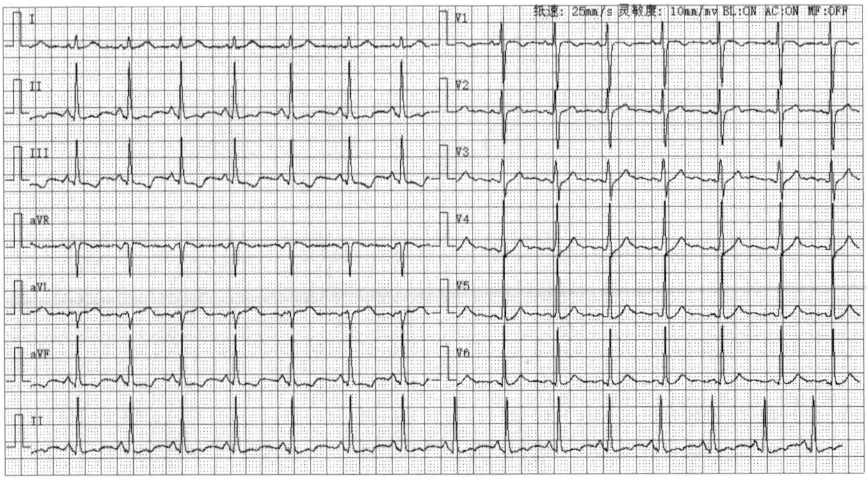


图11-2　T波倒置

（2）T波异常（图11-3）。

第一步　心率：61次/min，节律规整。

第二步　P波：窦性P波，Ⅰ、Ⅱ、aVF、$V_4$～$V_6$↑，aVR↓；大小、振幅在正常范围。

第三步　PR间期：0.16 s。

第四步　QRS波群：间期0.09 s，电轴-16°，形态、振幅无异常。

第五步　ST段：无异常偏移。

第六步　T波：Ⅰ、Ⅱ、$V_3$呈正负双向，aVL低平，$V_1$、$V_2$直立，$V_4$～$V_6$倒置。

第七步　其他：QT间期无异常。

**【心电图诊断】**窦性心律，T波异常。

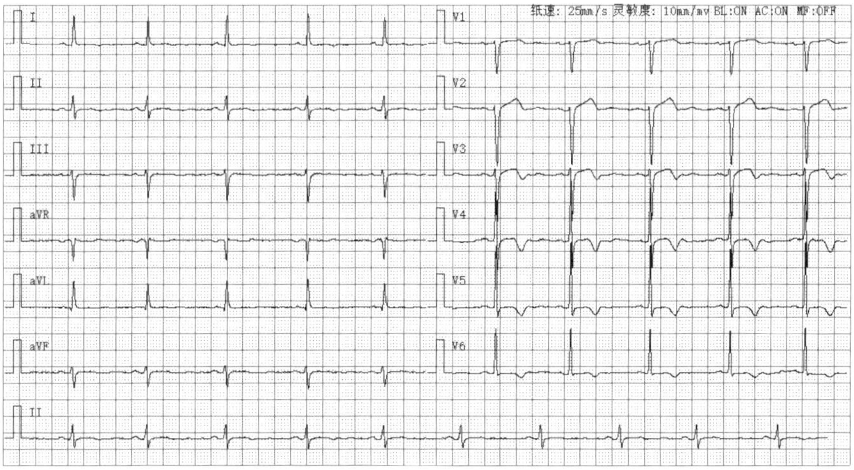


图11-3　T波异常

（3）ST-T异常（图11-4）。

第一步　心率：93次/min，节律规整。

第二步　P波：窦性P波，Ⅰ、Ⅱ、aVF、$V_4$～$V_6$↑，aVR↓；大小、振幅在正常范围。

第三步　PR间期：0.14 s。

第四步　QRS波群：间期0.09 s，电轴39°，$R_{V_1}$=2.9 mV，$R_{V_5}$+$S_{V_1}$=4.2 mV。

第五步　ST段：Ⅰ、Ⅱ、aVL、$V_3$～$V_6$导联ST段水平型下移0.05～0.15 mV。

第六步　T波：Ⅰ、Ⅱ、aVL、$V_3$～$V_6$倒置，aVF低平。

第七步　其他：QT间期无异常。

**【心电图诊断】**窦性心律，ST-T异常，左心室电压增高。

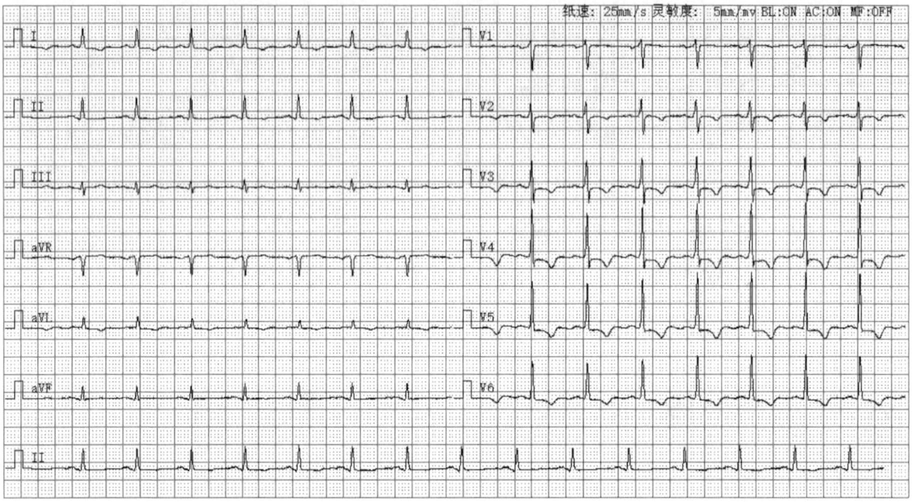


图11-4　ST-T异常

### 3. 临床意义

心肌缺血的心电图可仅仅表现为ST段改变或者T波改变，也可同时出现ST-T改变。临床上可发现约一半的冠心病患者未发作心绞痛时，心电图可以正常，而仅于心绞痛发作时才会记录到ST-T波改变。约10%的冠心病患者在心绞痛发作时，心电图呈现正常状态或仅有轻度ST-T变化。

典型的心绞痛发作时，缺血部位的导联常显示缺血型ST段压低（水平型或下斜型下移≥0.1 mV）和/或T波倒置。持续和较恒定的缺血型ST改变（水平型或下斜型下移）≥0.05 mV）和/或T波低平、负正双向和倒置，多见于慢性冠状动脉供血不足。冠心病患者的心电图上会出现倒置深尖、双肢对称的T波（称之为冠状T波），反映心外膜下心肌缺血或有透壁性心肌缺血，这种T波改变亦见于心内膜下心肌梗死及透壁性心肌梗死的患者。变异型心绞痛（冠状动脉痉挛为主要因素）多引起暂时性ST段抬高并常伴有高耸T波和对应导联的ST段下移，这是急性严重心肌缺血的表现，如ST段持续抬高，提示将可能发生心肌梗死。

心电图的ST-T改变可以是各种原因引起的心肌复极异常的共同表现，在作出心肌缺血的心电图诊断之前，必须紧密结合临床资料进行鉴别诊断。

（李梦双　黄兆琦）

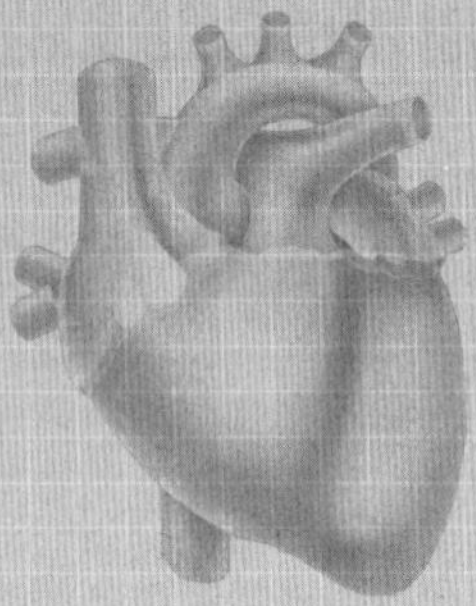

CHAPTER 12 第十二章

# 急性 ST 段抬高心肌梗死

急性心肌梗死是指急性心肌损伤标志物升高（血清肌钙蛋白升高和/或降低，且至少有1次高于正常值上限，即参考值上限值的99百分位值），同时合并急性心肌缺血的证据。证据包括：①急性心肌缺血症状。②新的缺血性心电图改变。③新发病理性Q波。④新的存活心肌丢失或室壁节段运动异常的影像学证据。⑤冠状动脉造影或腔内影像学检查或尸检证实冠状动脉血栓。大多数的急性心肌梗死是由冠状动脉粥样硬化斑块急性破裂或侵蚀，血小板激活，继发冠状动脉血栓性阻塞，引起心肌缺血、损伤或坏死。它属于冠心病中的严重类型，也是心血管内科的危急重症之一。

**1. 心电图特征**

ST段抬高心肌梗死是指相邻的2个或2个以上的导联出现ST段抬高：在$V_2$～$V_3$导联男性抬高≥0.2 mV，女性J点抬高≥0.15 mV；在其他导联J点抬高≥0.1 mV。

急性ST段抬高心肌梗死可伴有或不伴有异常Q波：时间≥0.03 ms，振幅≥1/4R。

（1）急性ST段抬高心肌梗死的定位。

急性ST段抬高心肌梗死的定位与闭塞的冠脉及其供血范围相关，我们可以通过心电图ST段抬高或坏死型Q波出现的导联进行初步的定位（表12-1）。

表12-1 急性ST段抬高心肌梗死的定位与心电图的关系

| 导联 | 心肌坏死部位 | 供血的冠状动脉 |
|---|---|---|
| Ⅱ、Ⅲ、aVF | 下壁 | 右冠脉或左回旋支 |
| $V_7$～$V_9$ | 后壁 | 左回旋支或右冠脉 |
| Ⅰ、aVL、$V_5$、$V_6$ | 侧壁 | 左前降支或左回旋支 |
| $V_3$～$V_5$ | 前壁 | 左前降支 |
| $V_1$～$V_3$ | 前间壁 | 左前降支 |
| $V_1$～$V_5$ | 广泛前壁 | 左前降支 |
| | 广泛前壁（6+2） | 左主干 |

（2）急性ST段抬高心肌梗死ST段抬高形态。

目前，学者将急性ST段抬高心肌梗死中ST段的改变分为5种，包括上凹型、弓背型、斜直型、墓碑型和巨R波型（图12-1）。

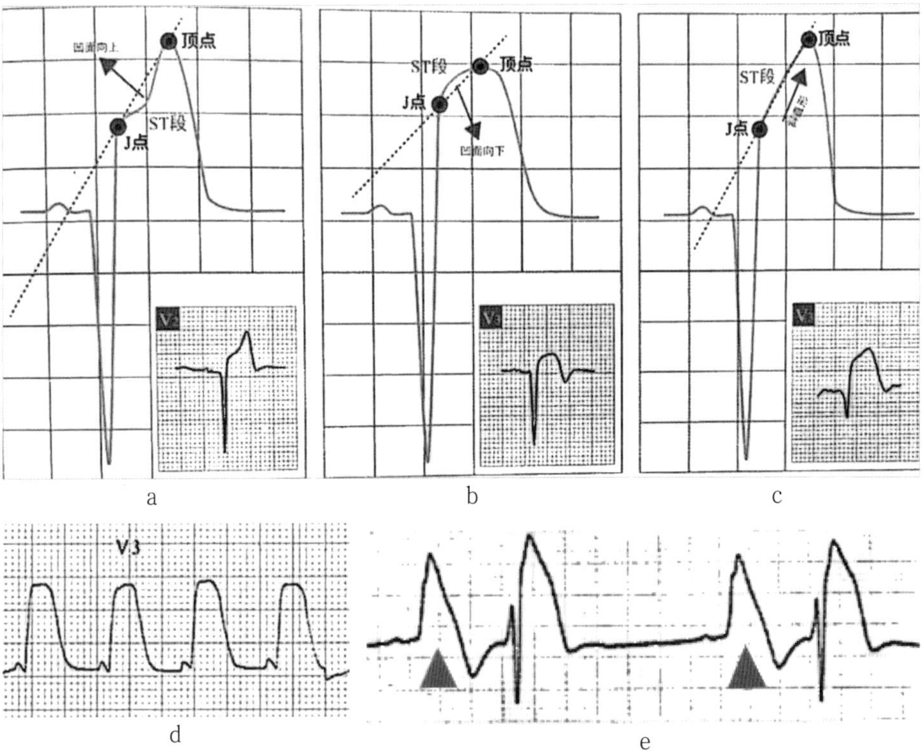


a-上凹型，b-弓背型，c-斜直型，d-墓碑型，e-巨R波型。

图12-1　急性ST段抬高心肌梗死的ST段形态

（3）急性ST段抬高心肌梗死的分期和演变。

根据心电图的形态特征，急性心肌梗死可以分为急性ST段抬高心肌梗死和急性非ST段抬高心肌梗死。其中，急性ST段抬高心肌梗死往往提示冠状动脉的急性完全闭塞，心电图的变化随着疾病进展常常表现为心肌缺血、损伤和坏死的发展变化规律。在超急性期（数分钟至数小时）内，心电图常形成高大的T波，随后迅速出现ST段上斜型或弓背向上型抬高，与高耸的T波相连。在急性期（数小时至数天）内，弓背向上抬高的ST段可逐渐下降，R波振幅降低或丢失，并且出现病理性Q波，而T波也可转为倒置。在亚急性期（数天至数月）内，ST段可恢复至基线水平，倒置的T波也逐渐变浅，但Q波可持续存在。在陈旧期（数月之后）内，ST段和T波可恢复正常，T波也可能持续倒置，而坏死型的Q波往往是持续存在。

随着急性心肌梗死患者的心肌发生缺血、损伤和坏死，心电图也遵循着一定的发展和演变规律。根据时间的顺序，分别是心梗前、超急性期（数分钟至数小时）、急性期（数小时至数天）、亚急性期（近期，数周至数月）和陈旧期（数月之后）（图12-2）。

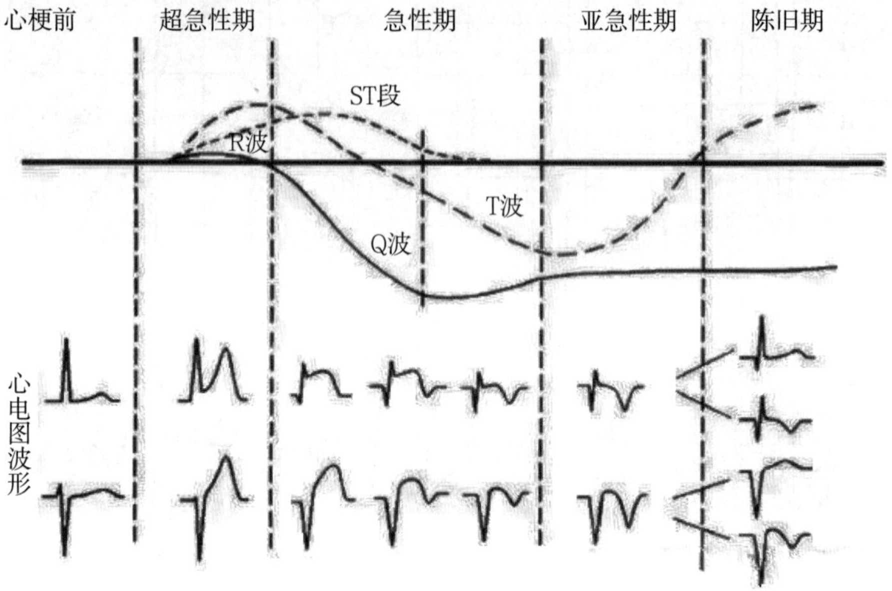


图12-2　急性ST段抬高心肌梗死的ST-T段演变

### 2. 临床意义

以心电图的ST段有无抬高进行分类，体现了对急性心肌梗死早期诊断和早期干预的理念，在坏死型Q波出现前进行心肌再灌注治疗（溶栓、抗栓、介入治疗等），可以拯救濒临坏死的心肌和减少坏死的面积。由于急性ST段抬高心肌梗死和急性非ST段抬高心肌梗死的治疗策略有所不同，因此尽早对心电图进行识别和对疾病进行分类，有利于做出正确和合理的治疗策略。

## 一、急性下壁、右室心肌梗死

### 看图（图12-3、图12-4）步骤

第一步　心率：68次/min，节律规整。

第二步 P波：窦性P波，Ⅰ、Ⅱ、aVF、$V_4$～$V_6$↑，aVR↓；大小、振幅在正常范围。

第三步 PR间期：0.17 s。

第四步 QRS波群：间期0.09 s，Ⅱ、aVF呈qR型，Ⅲ呈Qr型，电轴、振

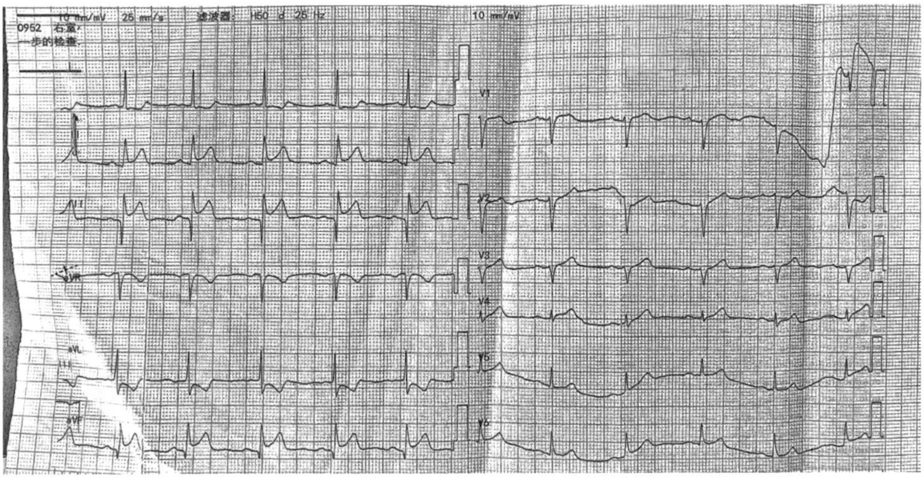


图12-3 急性下壁、右室心肌梗死

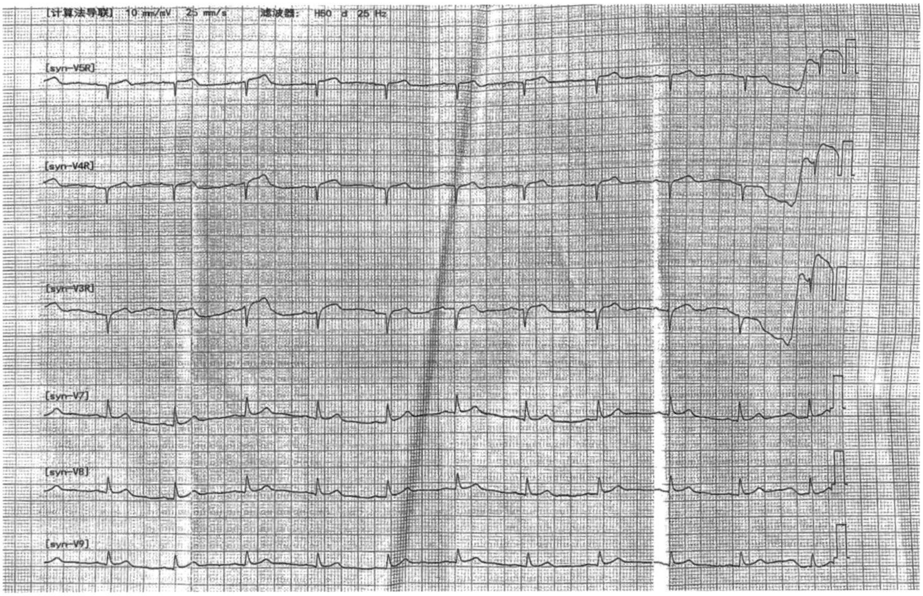


图12-4 急性下壁、右室心肌梗死（右胸+后胸导联）

幅无异常。

第五步　ST段：Ⅱ、Ⅲ、aVF导联ST段凹面向上型抬高0.1～0.2 mV，$V_{3R}$～$V_{5R}$导联斜直型抬高0.05～0.1 mV；Ⅰ、aVL导联ST段水平型或下斜型下移0.05～0.1 mV。

第六步　T波：Ⅱ、Ⅲ、aVF、$V_{3R}$～$V_{5R}$导联T波直立，Ⅰ、aVL导联T波正负双向。

第七步　其他：QT间期无异常。

**【心电图诊断】**窦性心律，急性下壁、右室心肌梗死。

## 二、急性下壁心肌梗死

**看图（图12-5、图12-6）步骤**

第一步　心率：心房节律规整，83次/min；心室率不规整，45次/min。

第二步　P波：窦性P波，Ⅰ、Ⅱ、aVF、$V_4$～$V_6$↑，aVR↓；大小、振幅在正常范围。

第三步　PR间期：$R_3$的PR间期0.26 s，$R_6$的PR间期0.18 s，其余P波和QRS波群无关联。

第四步　QRS波群：$R_3$、$R_6$提前出现，与其他QRS波形态略微不同；QRS波群的间期、电轴、振幅无异常。

第五步　ST段：Ⅱ、Ⅲ、aVF导联ST段弓背型抬高0.1～0.2 mV，Ⅰ、aVL、$V_2$～$V_8$导联ST段水平型下移0.05～0.2 mV。

第六步　T波：Ⅱ、Ⅲ、aVF导联T波呈正负双向，$V_4$～$V_9$低平或倒置。

第七步　其他：QT间期无异常。

**【心电图诊断】**窦性心律，急性下壁心肌梗死，几乎完全性房室传导阻滞，交界性逸搏心律。

## 三、急性侧壁心肌梗死和急性侧壁、后壁心肌梗死

该患者为住院患者，院内发病急性心梗，在院持续性心电图检查。未发

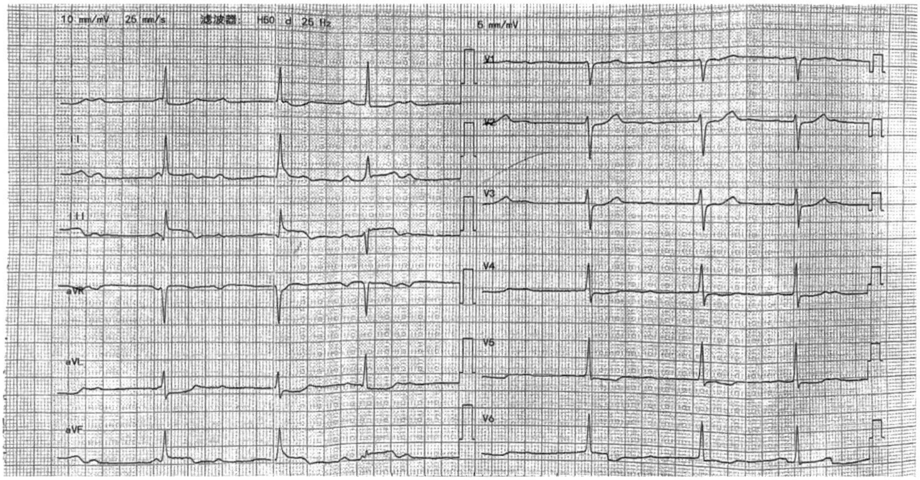


图12-5 急性下壁心肌梗死（十二导联）

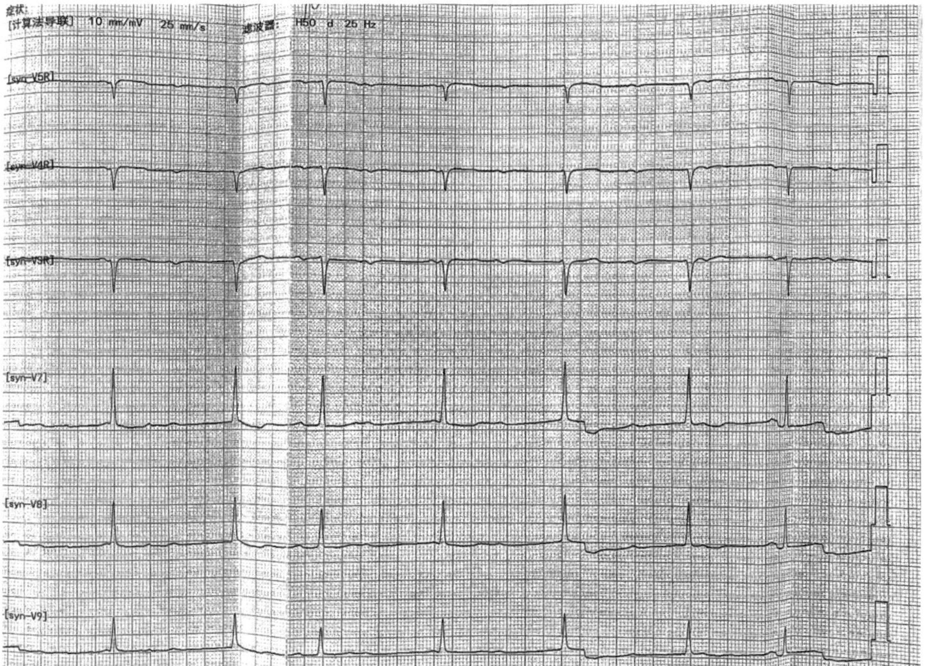


图12-6 急性下壁心肌梗死（右胸+后胸导联）

作胸痛时（图12-7），胸痛发作时为（图12-8至图12-10）。

### 1. 看图（图12-7）步骤一

第一步 心率：71次/min，节律规整。

第二步　P波：窦性P波，Ⅰ、Ⅱ、aVF、$V_4$～$V_6$↑，aVR↓；大小、振幅在正常范围。

第三步　PR间期：0.14 s。

第四步　QRS波群：间期0.08 s，电轴19°，形态、振幅无异常。

第五步　ST段：无异常偏移。

第六步　T波：无异常。

第七步　其他：QT间期无异常。

**【心电图诊断】**窦性心律，正常心电图。

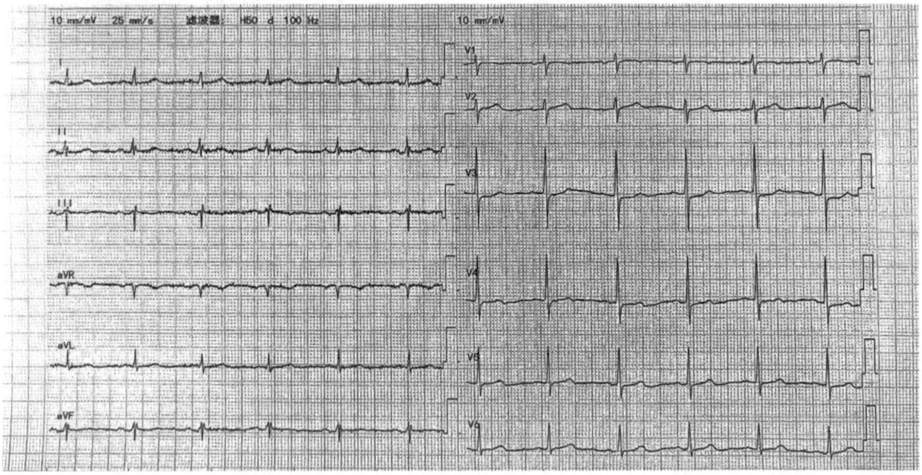


图12-7　正常心电图（十二导联）

**2. 看图（图12-8）步骤二**

第一步　心率：57次/min，节律规整。

第二步　P波：窦性P波，Ⅰ、Ⅱ、aVF、$V_4$～$V_6$↑，aVR↓；大小、振幅在正常范围。

第三步　PR间期：0.16 s。

第四步　QRS波群：间期0.07 s，电轴14°，形态、振幅无异常。

第五步　ST段：Ⅰ、aVL导联ST段凹面向上型抬高0.05～0.1 mV，$V_5$～$V_6$导联ST段凹面向上型抬高0.15～0.2 mV，aVR、$V_1$导联ST段水平型压低0.10 mV。

第六步　T波：Ⅰ、Ⅱ、aVL、$V_2$～$V_6$导联T波直立，Ⅲ、aVR、aVF、$V_1$导联T波倒置。

第七步　其他：QT间期无异常。

**【心电图诊断】**窦性心动过缓，急性侧壁心肌梗死。

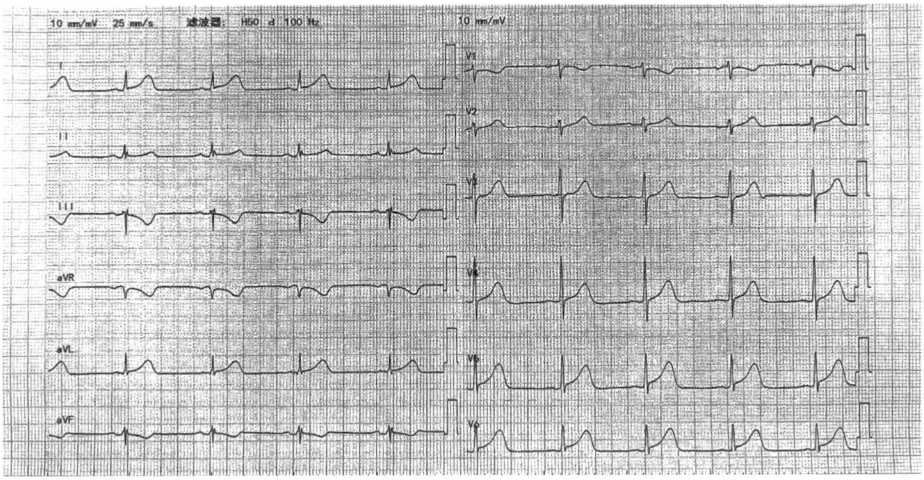


图12-8　急性侧壁心肌梗死（十二导联）

**3. 看图（图12-9、图12-10）步骤三**

第一步　心率：64次/min，节律规整。

第二步　P波：窦性P波，Ⅰ、Ⅱ、aVF、$V_4$～$V_6$↑，aVR↓；大小、振幅在正常范围。

第三步　PR间期：0.17 s。

第四步　QRS波群：间期0.08 s，电轴28°，形态、振幅无异常。

第五步　ST段：Ⅰ、aVL导联ST段斜直型抬高0.1 mV，$V_4$～$V_9$导联ST段斜直型抬高0.05～0.2 mV，Ⅲ、aVR、$V_{3R}$～$V_{5R}$、$V_1$～$V_2$导联ST段下斜型压低0.05～0.15 mV。

第六步　T波：Ⅰ、Ⅱ、aVL、$V_2$～$V_6$导联T波直立，Ⅲ、aVR、aVF、$V_{3R}$～$V_{5R}$、$V_1$导联T波倒置。

第七步　其他：QT间期无异常。

**【心电图诊断】**窦性心律，急性侧壁、后壁心肌梗死。

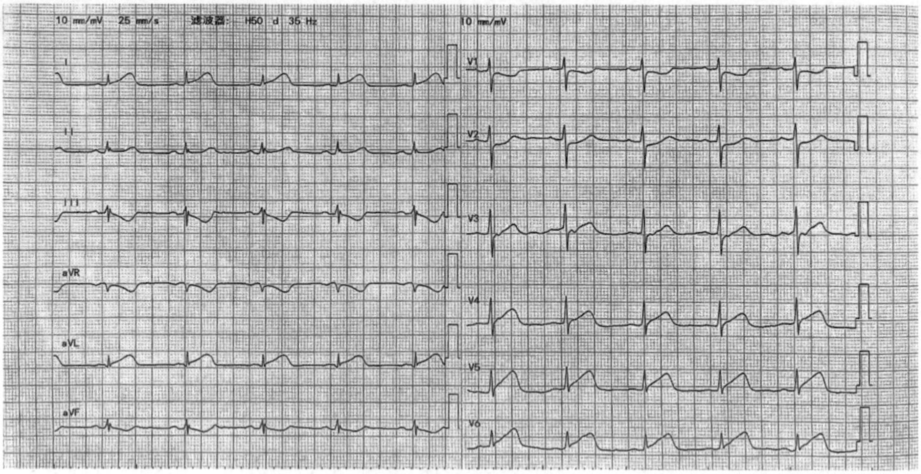


图12-9 急性侧壁、后壁心肌梗死（十二导联）

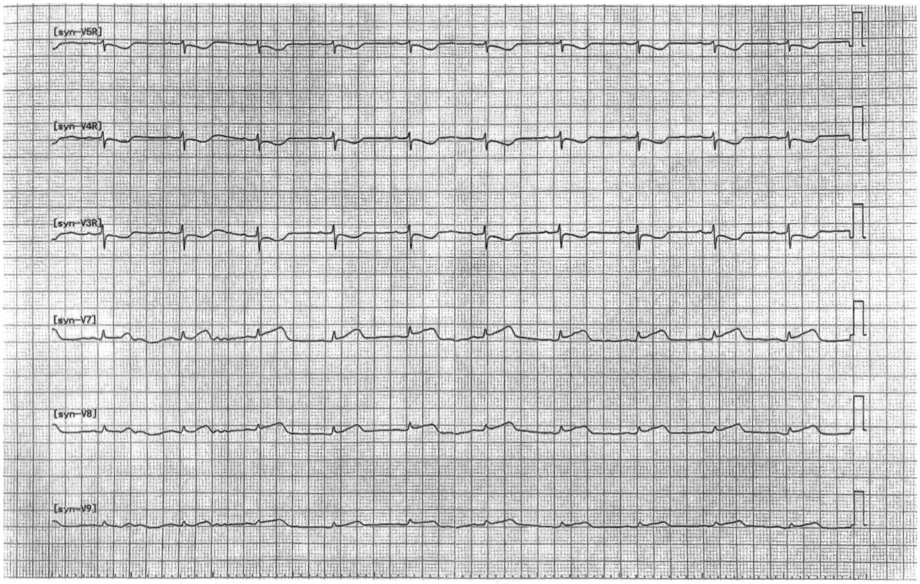


图12-10 急性侧壁、后壁心肌梗死（右胸+后胸导联）

## 四、急性前间壁心肌梗死

**看图（图12-11）步骤**

第一步 心率：99次/min，节律规整。

第二步 P波：窦性P波，Ⅰ、Ⅱ、aVF、$V_4$～$V_6$↑，aVR↓；大小、振幅

在正常范围。

第三步　PR间期：0.20 s。

第四步　QRS波群：间期0.09 s，电轴-12°；Ⅲ导联呈Qr型，$V_1$～$V_2$、$V_{3R}$～$V_{5R}$导联呈QS型，$V_3$～$V_5$导联呈rS型，$V_6$呈Rs型。

第五步　ST段：aVR、$V_1$～$V_3$导联ST段弓背向上型抬高0.2～0.3 mV，Ⅰ、Ⅱ、aVL、aVF、$V_5$～$V_6$导联ST段水平型或上斜型压低0.1～0.3 mV。

第六步　T波：$V_1$～$V_3$导联T波直立。

第七步　其他：QT间期无异常。

**【心电图诊断】**窦性心律，急性前间壁心肌梗死。

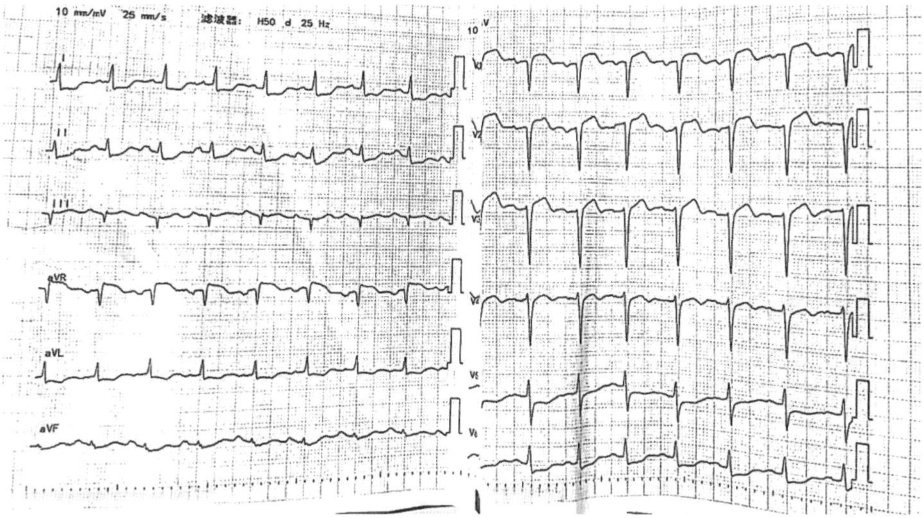


图12-11　急性前间壁心肌梗死

## 五、急性前壁心肌梗死

### 看图（图12-12）步骤

第一步　心率：74次/min，节律规整。

第二步　P波：窦性P波，Ⅰ、Ⅱ、aVF、$V_4$～$V_6$↑，aVR↓；大小、振幅在正常范围；$P_9$为提前出现的房性P′。

第三步　PR间期：0.19 s。

第四步　QRS波群：间期0.09 s；$V_1$～$V_2$呈rS型，$V_3$呈qs型，$V_4$～$V_6$呈qR型；电轴、振幅无异常。

第五步　ST段：$V_2$～$V_4$导联J点上移0.2～0.3 mV，$V_2$～$V_5$导联ST段斜直型抬高。

第六步　T波：$V_2$～$V_5$导联T波高耸直立。

第七步　其他：QT间期无异常。

**【心电图诊断】**窦性心律，偶发房性早搏，急性前壁心肌梗死。

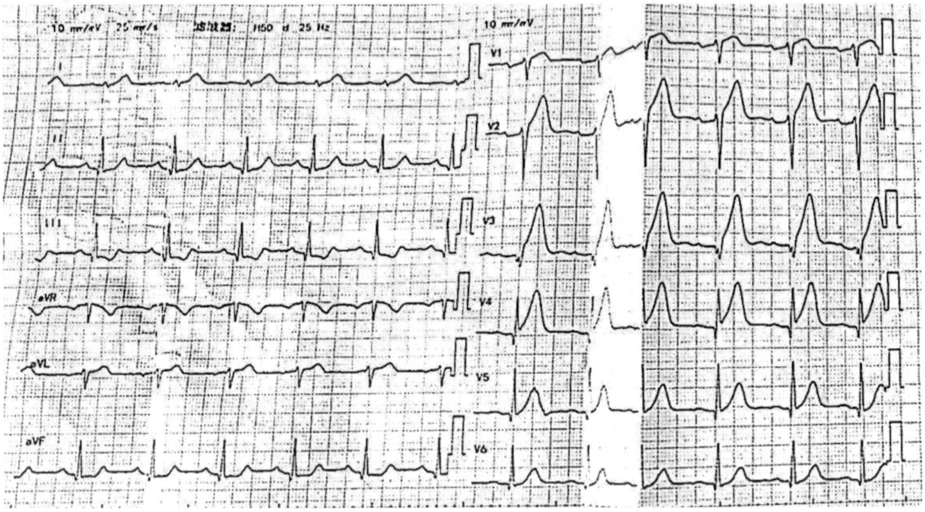


图12-12　急性前壁心肌梗死（十二导联）

## 六、急性广泛前壁心肌梗死

### 1. 看图（图12-13）步骤

第一步　心率：105次/min，节律规整。

第二步　P波：窦性P波，Ⅰ、Ⅱ、aVF、$V_4$～$V_6$↑，aVR↓；大小、振幅在正常范围。

第三步　PR间期：0.16 s。

第四步　QRS波群：间期0.13 s，Ⅱ、Ⅲ、aVF、$V_1$～$V_3$导联呈qR型或QR型，Ⅰ、aVL、$V_5$～$V_6$导联S波增宽、顿挫。

第五步　ST段：$V_2$～$V_5$导联ST段弓背向上型抬高0.2～0.5 mV。

第六步　T波：Ⅰ、aVF、$V_2$～$V_6$导联T波直立、Ⅱ、Ⅲ、aVF、aVR、$V_1$导联T波倒置。

第七步　其他：QT间期无异常。

**【心电图诊断】**窦性心动过速，急性广泛前壁心肌梗死，完全性右束支阻滞。

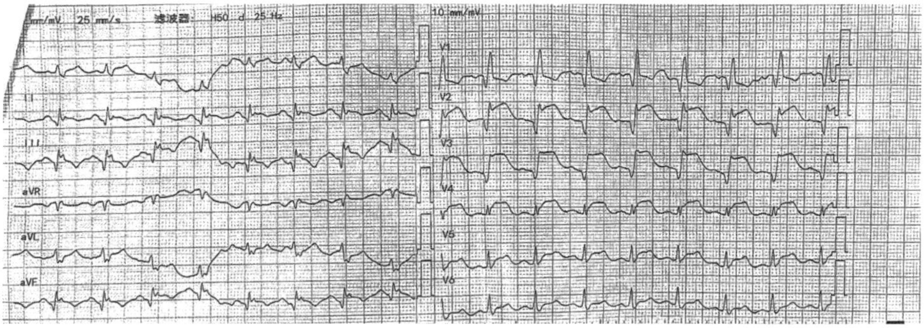

图12-13　急性广泛前壁心肌梗死（十二导联）

**2. 看图（图12-14）步骤**

第一步　心率：72次/min，节律规整。

第二步　P波：窦性P波，Ⅰ、Ⅱ、aVF、$V_4$～$V_6$↑，aVR↓；大小、振幅在正常范围。

第三步　PR间期：0.16 s。

第四步　QRS波群：间期0.09 s，$V_1$～$V_3$呈rS型，$rV_3 < rV_2$，电轴、振幅无异常。

第五步　ST段：Ⅰ导联ST段斜直型抬高0.1 mV，Ⅱ、aVF导联ST段凹面向上型抬高0.1 mV，$V_3$～$V_4$导联ST段墓碑型抬高0.7～1.0 mV，$V_2$、$V_5$～$V_6$导联ST段斜直型抬高0.15～0.4 mV，aVR导联ST段下斜型压低0.2 mV。

第六步　T波：$V_1$～$V_6$导联T波直立。

第七步　其他：QT间期无异常。

**【心电图诊断】**窦性心律，急性广泛前壁心肌梗死。

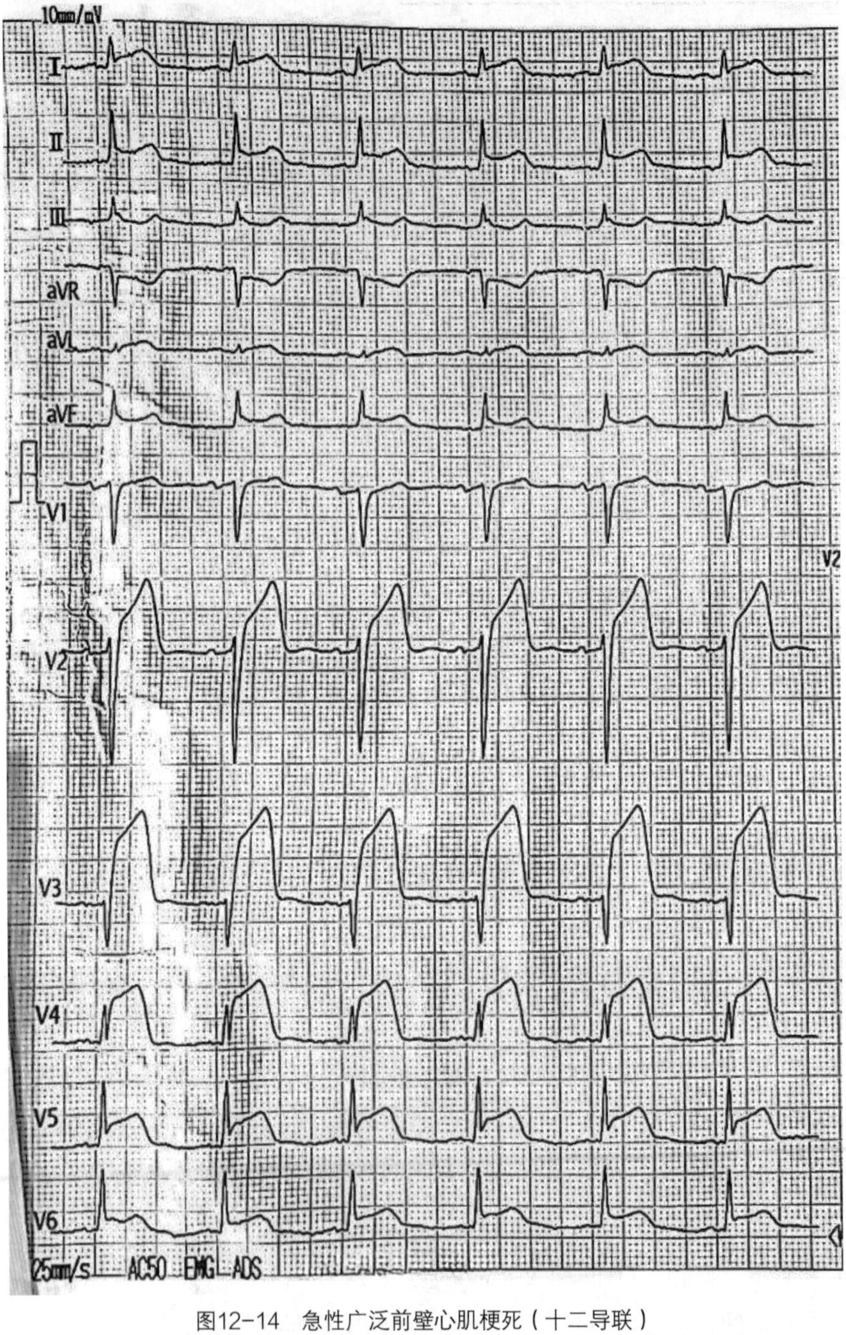


图12-14 急性广泛前壁心肌梗死（十二导联）

## 七、急性心肌梗死“8+2”现象

**看图（图12-15、图12-16）步骤**

第一步　心率：103次/min，节律规整。

第二步　P波：窦性P波，Ⅰ、Ⅱ、aVF、$V_4$～$V_6$↑，aVR↓；大小、振幅在正常范围。

第三步　PR间期：0.18 s。

第四步　QRS波群：间期0.09 s，电轴-47°，$V_7$～$V_9$导联QRS波群电压＜0.5 mV。

第五步　ST段：aVR导联ST段弓背向上型抬高0.3 mV，$V_1$导联斜直型ST段抬高0.1 mV，ST 段在aVR导联上抬较$V_1$导联明显；Ⅰ、Ⅱ、Ⅲ、aVF、$V_2$～$V_9$导联ST段下斜型压低0.1～0.9 mV。

第六步　T波：aVR、$V_1$导联T波正负双向。

第七步　其他：QT间期无异常。

**【心电图诊断】**窦性心动过速，急性心肌梗死（左主干病变）。

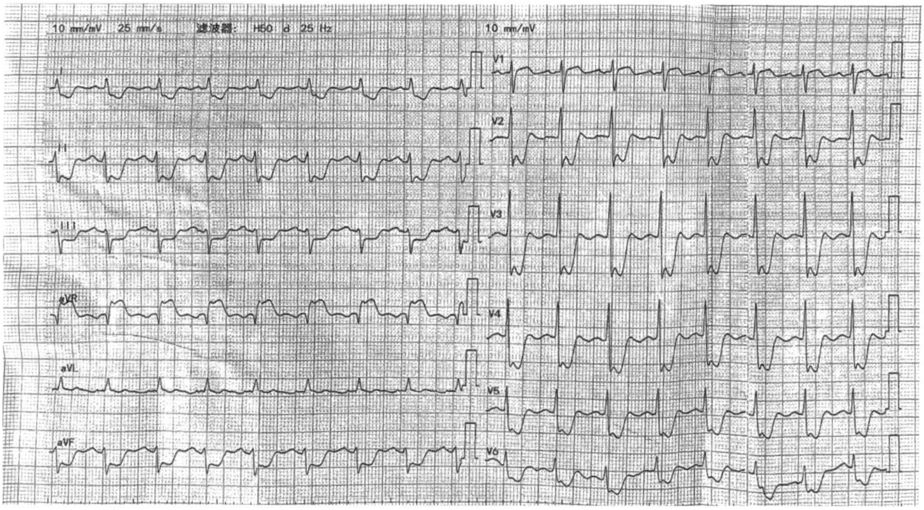


图12-15　急性心肌梗死（左主干病变）（十二导联）

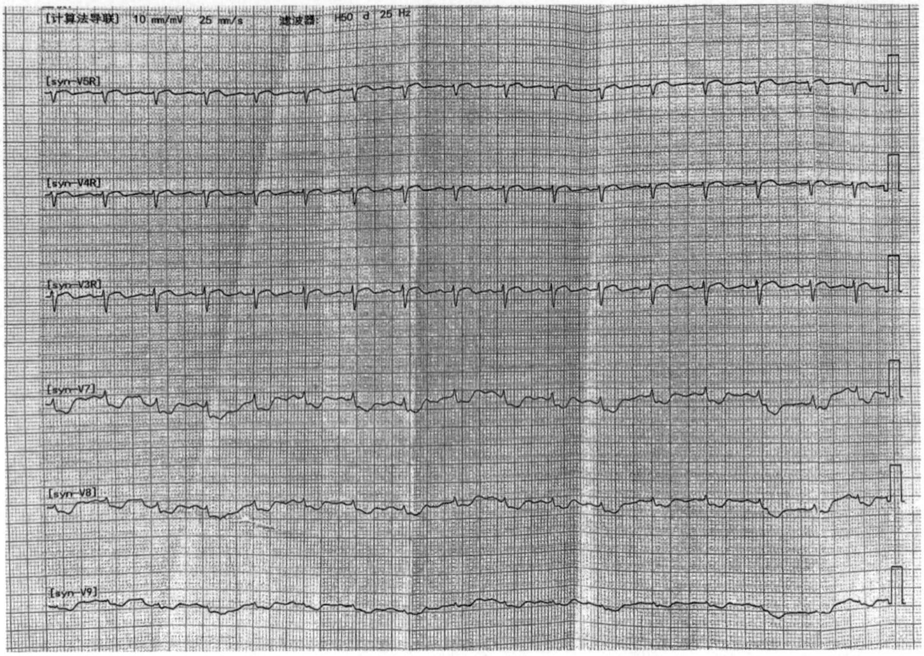


图12-16　急性心肌梗死（右胸+后胸导联）

（黄梓尧　黄兆琦）

CHAPTER 13 第十三章

# Wellens 综合征

Wellens综合征是一种特殊的急性冠脉综合征（acute coronary syndrome，ACS），主要是由于左前降支（left anterior descending branch，LAD）近段重度狭窄引起，绝大部分Wellens综合征患者冠脉造影结果提示LAD次全闭塞，他们的心电图表现为特征性的T波改变。在临床中，由于Wellens综合征的患者胸痛发作时心电图可能正常，而胸痛缓解后特征性的心电图异常才显现，因此常常容易被忽略。

大多数的Wellens综合征是由不稳定的冠状动脉粥样硬化斑块破裂引起的。当斑块破裂时，斑块内的脂质核心会暴露在血管腔内，激活炎症反应，引起血小板聚集、血栓形成，严重的时候会导致血管完全闭塞、心肌缺血及梗死。

**1. 心电图特点**

（1）A型（Ⅱ型）：$V_2$～$V_3$导联双向T波（可扩展至$V_1$～$V_6$）。

（2）B型（Ⅰ型）：$V_2$～$V_3$导联T波对称性深倒置，振幅＞1 mm（可扩展至$V_1$～$V_6$）。

（3）ST段抬高不明显，振幅＜1 mm。

（4）无病理性Q波形成。

（5）无R波递增不良。

（6）近期发作心绞痛。

（7）上述心电图出现于无症状时。

（8）心肌酶正常或轻微升高。

**2. 看图步骤**

（1）A型Wellens综合征（图13-1）。

第一步　心率：72次/min，节律规整。

第二步　P波：窦性P波，Ⅰ、Ⅱ、aVF、$V_4$～$V_6$↑，aVR↓；大小、振幅在正常范围。

第三步　PR间期：0.15 s。

第四步　QRS波群：间期0.07 s，电轴18°，形态、振幅无异常。

第五步　ST段：$V_5$～$V_6$导联ST段水平型下移0.05 mV。

第六步　T波：Ⅱ、Ⅲ、aVF、$V_1$～$V_3$导联T波正负双向，$V_4$～$V_6$导联T波

倒置。

第七步 其他：QT间期无异常。

**【心电图诊断】**窦性心律，A型Wellens综合征。

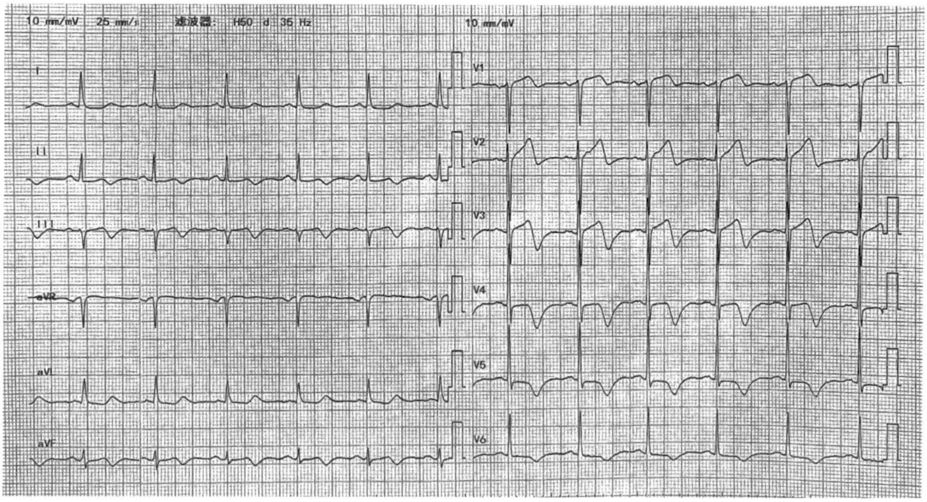


图13-1 A型Wellens综合征（十二导联）

（2）B型Wellens综合征（图13-2至图13-4）。

第一步 心率：63次/min，节律规整发。

第二步 P波：窦性P波，Ⅰ、Ⅱ、aVF、$V_4$～$V_6$↑，aVR↓；大小、振幅在正常范围。

第三步 PR间期：0.17 s。

第四步 QRS波群：间期0.07 s，电轴、形态、振幅无异常。

第五步 ST段：$V_4$～$V_6$导联ST段水平型压低0.1 mV。

第六步 T波：Ⅰ、Ⅱ、aVL、$V_2$～$V_7$导联T波倒置。

第七步 其他：QT间期0.56 s，QTc间期0.57 s。

**【心电图诊断】**窦性心律，B型Wellens综合征，长QTc间期。

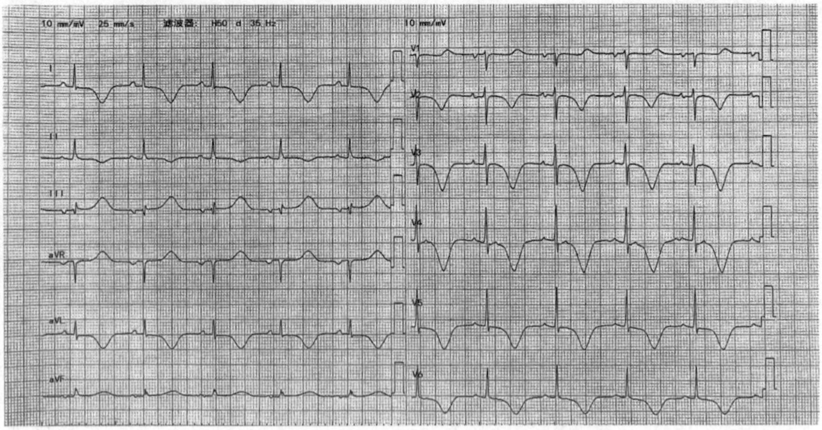


图13-2　B型Wellens综合征（十二导联）

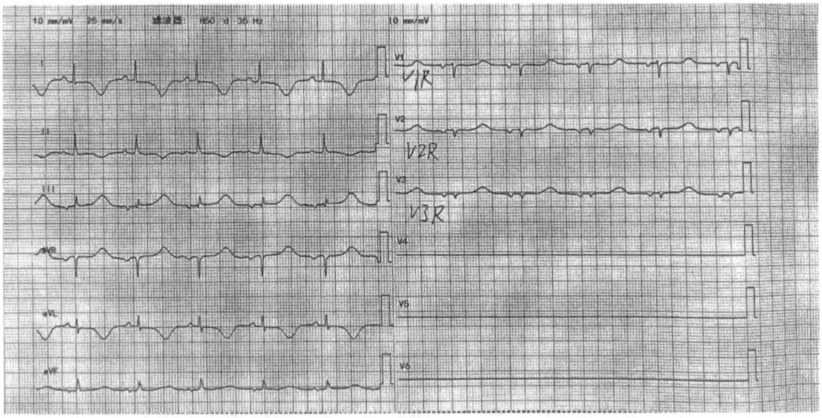


图13-3　B型Wellens综合征（右胸导联）

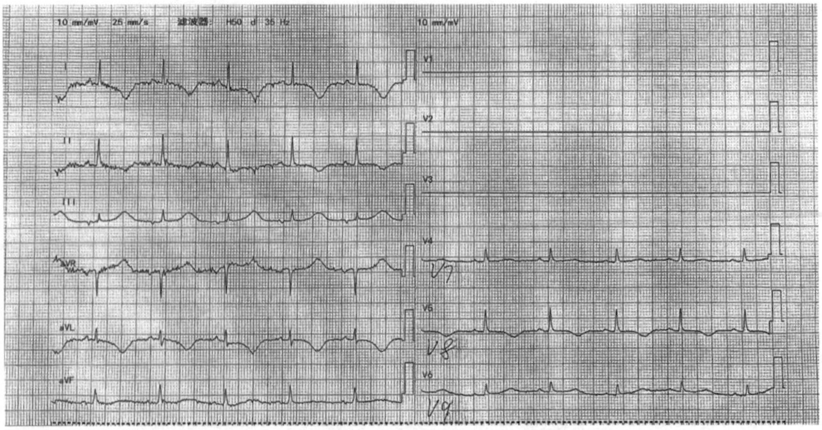


图13-4　B型Wellens综合征（后胸导联）

### 3. 临床意义

Wellens综合征的心电图对LAD闭塞的识别有很高的特异性（99%和97%），但两种类型对LAD闭塞的总体敏感性较低。Wellens综合征的心电图常在患者无心绞痛时出现，如果患者再次出现心绞痛，心前区T波可能变为直立，心电图表现为伪正常化。另外，Wellens综合征的心电图通常是动态变化的，A型可以演变为B型或发展为急性ST段抬高型心肌梗死。因此，Wellens目前被视为急性ST段抬高型心肌梗死的等位征，应进行早期冠脉造影和介入治疗，避免其演变成前壁心肌梗死。

（黄梓尧　黄兆琦）

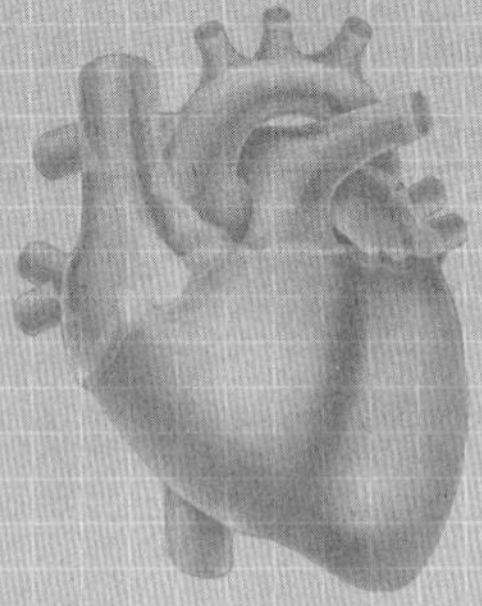

临床心电图图谱 七步读图法

CHAPTER 14 第十四章

# De Winter 综合征

De Winter综合征同样是一种特殊的急性冠脉综合征（ACS）。2008年，荷兰的心内科医生德温特（De Winter）等人，通过回顾其心脏中心1 532例左前降支（LAD）近段闭塞的急性冠脉综合征心电图发现，其中有30例并未出现典型ST段抬高心肌梗死（ST segment elevation myocardial infarction，STEMI）超急性期心电图表现模式。作者将这一发现以信件（letter）的形式发表在了《新英格兰医学杂志》（*The New Erglard journal of Medicine*）上。这些心电图则被称为De Winter综合征心电图改变。

**1. 心电图特征**

（1）$V_1$～$V_6$导联J点压低1～3 mm，ST段呈上斜型下移，随后T波对称高尖。

（2）QRS波通常不宽或轻度增宽。

（3）部分患者胸前导联R波递增不良。

（4）多数患者aVR导联ST段轻度上抬。

**2. 看图（图14-1）步骤**

第一步　心率：94次/min，节律规整。

第二步　P波：窦性P波，Ⅰ、Ⅱ、aVF、$V_4$～$V_6$↑，aVR↓；大小、振幅在正常范围。

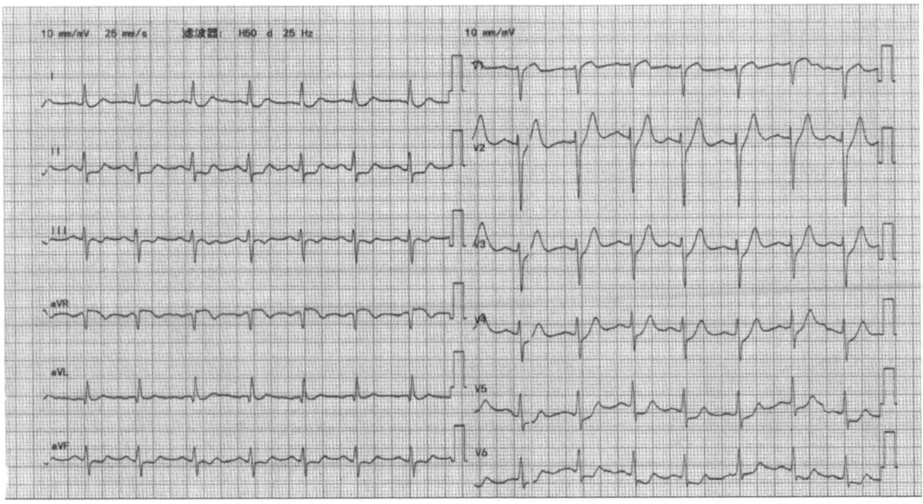


图14-1　De Winter综合征（十二导联）

第三步　PR间期：0.17 s。

第四步　QRS波群：间期0.09 s，QRS波群形态、电轴、振幅无异常。

第五步　ST段：aVR导联ST段水平型上抬0.1 mV，$V_2$～$V_4$导联ST段上斜型压低0.2～0.3 mV，Ⅰ、Ⅱ、aVF、$V_5$～$V_6$导联ST段水平型压低0.05～0.2 mV。

第六步　T波：$V_2$～$V_4$导联T波高尖。

第七步　其他：QT间期无异常。

**【心电图诊断】**窦性心律，De Winter综合征。

**3. 临床意义**

De Winter综合征的ST段以压低为主，但造影结果多提示为前降支近端完全或次全闭塞，与非ST段抬高型心肌梗死的血管病变特点不相符，因此必须将其看作急性ST段抬高型心肌梗死的等位征，有必要行急诊冠脉介入治疗，开通梗死相关血管，挽救存活心肌。

（黄梓尧　黄兆琦）

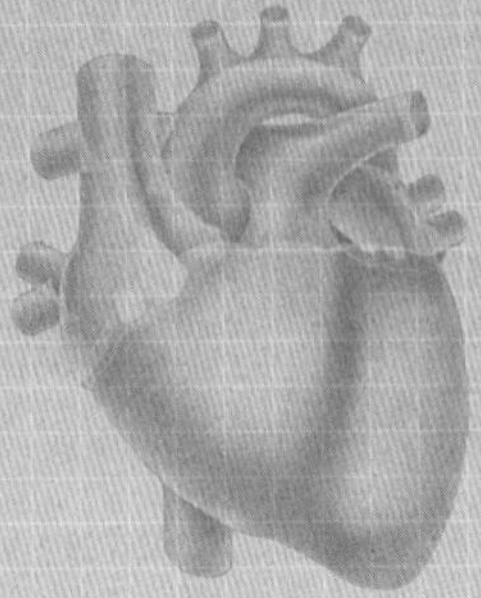

CHAPTER 15

# 第十五章

# 心房、心室肥大

心脏房室肥大常见于高血压、主动脉瓣狭窄、主动脉瓣关闭不全、先天性心脏病等，是各种器质性心脏病的常见改变，其主要病理改变为房室肌纤维增粗、增长，引起心肌电学改变，包括心房、心室肥厚与扩大，大多由房室压力增高和血容量增加所致的心房、心室负荷过重而引起。

## 一、心房肥大

心房肥大多表现为心房的扩大，较少表现为心房肌肥厚。心房扩大可导致心房肌纤维增长变粗，以及房间传导束牵拉和损伤，进而使整个心房肌除极综合向量的振幅和方向发生变化。P波代表整个心房除极的全过程，正常P波高度（电压、振幅）<0.25 mV，宽度（时间）<0.11 s。由于窦房结处于右心房内的上腔静脉开口处，所以与左心房相比右心房先除极。因此在P波的形成上，其前半部分代表右心房除极，中间部分代表右心房和左心房共同除极形成，而后半部分代表左心房除极。心电图主要表现为P波振幅、除极时间及形态改变（P波电压增高和P波时间延长）。

心房肥大又分为右心房肥大、左心房肥大及双心房肥大。

### （一）右心房肥大

右心房肥大使右心房的除极产生了电动势增高，除极时间延长，但由于右心房先除极，往往与稍后除极的左心房时间重叠，基本不影响整个心房除极的时间，因此心电图主要表现为右心房电压升高，即P波的前2/3部分振幅升高。

慢性肺心病是引起右心房肥大最常见的病因，故右心房肥大的心电图改变常被称为“肺型P波”。

**1. 心电图特征**

（1）P波尖而高耸，其振幅≥0.25 mV，以Ⅱ、Ⅲ、aVF导联表现最为突出，又称“肺型P波”。

（2）$V_1$导联P波直立时，振幅≥0.15 mV，如P波呈正负双向时，其振幅之和≥0.20 mV。

（3）P波电轴右移超过75°。

**2. 看图（图15-1）步骤**

第一步　心率：116次/min，节律规整。

第二步　P波：窦性P波，Ⅰ、Ⅱ、aVF、$V_4$～$V_6$↑，aVR↓；Ⅱ导联P波高尖，电压0.28 mV；时间在正常范围。

第三步　PR间期：0.19 s。

第四步　QRS波群：间期0.08 s，电轴80°，形态、振幅无异常。

第五步　ST段：ST段无异常偏移。

第六步　T波：无异常。

第七步　其他：QT间期无异常。

**【心电图诊断】**窦性心动过速，右心房肥大。

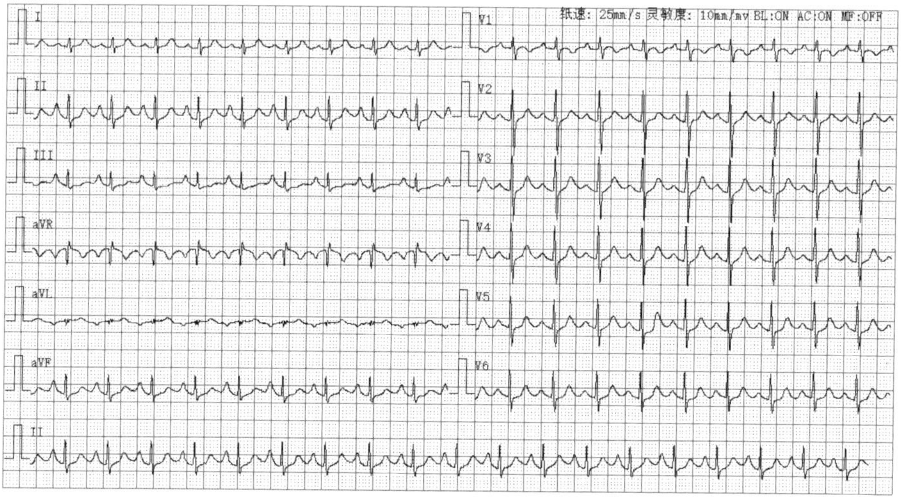


图15-1　右心房肥大

### （二）左心房肥大

左心房肥大使左心房除极时电压升高并且时间延长。左心房肥大的除极电压升高一般为轻度升高，通常P波＜0.25 mV；由于左心房后除极，所以左心房除极时间延长将导致整个心房除极结束的时间延长，其表现为整个P波的宽度≥0.12 s。形态上P波顶端有切迹呈现双峰形，后峰常较前峰高，两峰间距≥0.04 s。

二尖瓣疾病特别是二尖瓣狭窄是引起左心房肥大的常见病因，故左心房肥大的心电图改变常被称为“二尖瓣型P波”。

**1. 心电图特征**

（1）P波增宽，其时间≥0.12 s，P波常呈双峰型，两峰间距≥0.04 s，以Ⅰ、Ⅱ、aVL导联明显，又称“二尖瓣型P波”。

（2）PR段缩短，P波时间与PR间期之比＞1.6。

（3）$V_1$导联上P波常呈现先正向波后深宽的负向波。将$V_1$负向P波的时间乘以负向P波振幅，称为P波终末电势（Ptf）。左心房肥大时，$Ptf_{V_1}$（绝对值）≥0.04 mm·s。

**2. 看图（图15-2）步骤**

第一步　心率：51次/min，节律规整。

第二步　P波：窦性P波，Ⅰ、Ⅱ、aVF、$V_4$～$V_6$↑，aVR↓；Ⅱ、aVF导联P波增宽，时间0.12 s，呈双峰型，两峰间距＞0.04 s；振幅在正常范围。

第三步　PR间期：0.20 s。

第四步　QRS波群：间期0.09 s，电轴76°，$V_1$～$V_4$呈rS型，$V_5$、$V_6$呈Rs型，振幅无异常。

第五步　ST段：ST段无异常偏移。

第六步　T波：无异常。

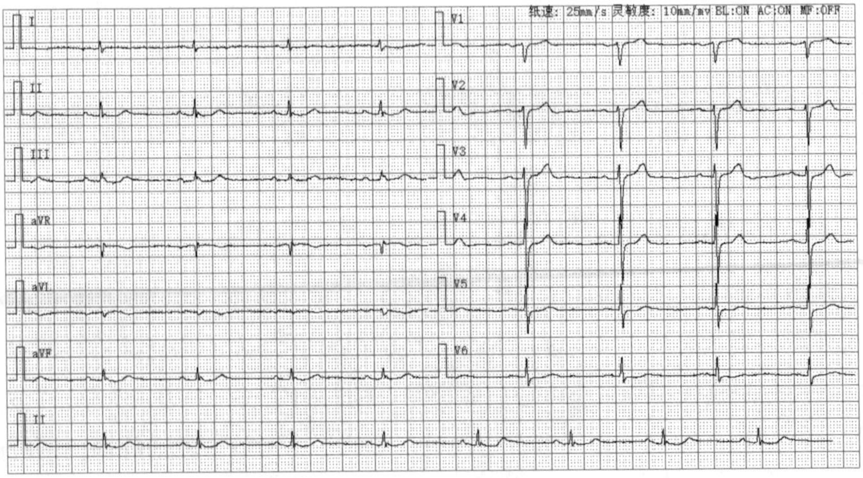


图15-2　左心房肥大

第七步　其他：QT间期无异常。

【心电图诊断】窦性心动过缓，左心房肥大，顺钟向转位。

### （三）双心房肥大

#### 1. 心电图特征

（1）P波增宽≥0.12 s，振幅≥0.25 mV。

（2）$V_1$导联P波高大双相，上下振幅均超过正常范围。

#### 2. 看图（图15-3）步骤

第一步　心率：73次/min，节律规整。

第二步　P波：窦性P波，Ⅰ、Ⅱ、aVF、$V_4$～$V_6$↑，aVR↓；Ⅱ、Ⅲ、aVF导联P波高尖，振幅为0.28～0.30 mV；P波增宽，时间0.12 s；$V_1$P波呈先正后负双向波，振幅之和为0.3 mV。

第三步　PR间期：0.15 s。

第四步　QRS波群：间期0.09 s，电轴77°，形态、振幅无异常。

第五步　ST段：ST段无异常偏移。

第六步　T波：无异常。

第七步　其他：QT间期无异常。

【心电图诊断】窦性心律，双心房肥大。

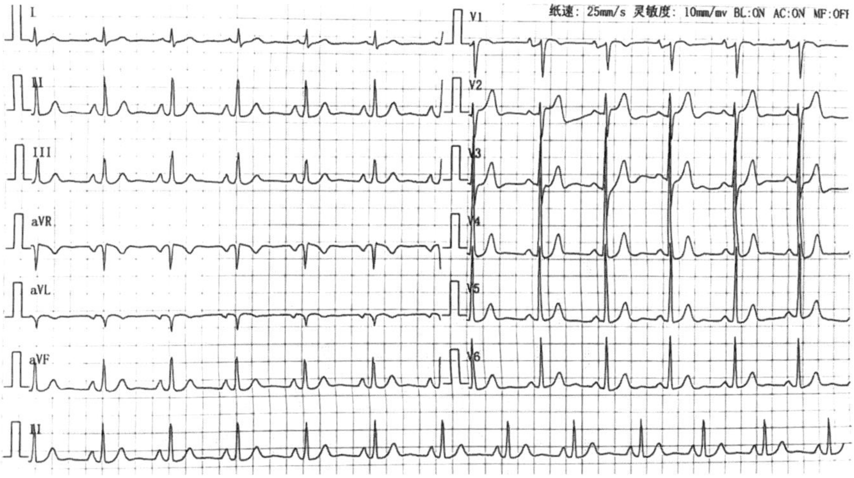


图15-3　双心房肥大

### （四）临床意义

心房肥大的心电图改变必须结合临床考虑。如果患者有先天性心脏病或者慢性阻塞性肺疾病，那么“肺型P波”的出现往往提示右心房肥大和/或右心房负荷增加。如果患者突然发作胸痛、呼吸困难，心电图出现“肺型P波”，可能提示肺栓塞、右心室梗死等，需要结合临床资料进行判断。如果患者无引起右心房肥大的病因，也无任何症状，不能因为P波电压增高而轻易诊断为右房肥大，应根据具体情况采用其他检查技术以排除或确定右心房肥大的存在。“二尖瓣型P波”同样也应结合临床进行判断，如与右心室肥大同时存在，高度提示二尖瓣狭窄；如出现左侧心脏疾患，常提示左心房负荷增加，左心室舒张末压增加和左心室功能不全。双房肥大几乎均见于严重器质性心脏病，如风湿性心脏病联合瓣膜病变、左向右分流的先天性心脏病并发肺动脉高压等。

值得注意的是，心房肥大的P波异常改变并非心房肥大所特有，也可见于心房内传导阻滞、心房梗死等疾病。所谓“肺型P波”“二尖瓣型P波”，并非慢性肺源性心脏病及二尖瓣疾病所特有，故不能称为具有特异性的病因学诊断意义的心电图改变。

## 二、心室肥大

心室肥厚是由于心室舒张期和/或收缩期负荷过重所致，是器质性心脏病的常见结果，其主要病理改变为心室纤维增粗、截面积增大，心肌除极产生的电压增高；心室壁的增厚及心肌细胞变性所致传导功能低下，均可使心室肌激动的时程延长。在心室肥厚一定时间后，常伴有心室腔的扩大，故一般统称为心室肥大。QRS波群代表整个心室除极的全过程。不论心室肥厚或心室扩张，都会影响到心肌的除极和复极过程，其心电图主要表现为心室肌除极向量增大、QRS波群电压增高和心电轴偏移、QRS波群时间延长和ST-T改变。

心室肥大又分为左心室肥大、右心室肥大及双心室肥大。

### （一）左心室肥大

正常成年人的左心室壁厚为8～12 mm，是右心室壁厚度的3倍，左心室位于心脏的左后方，故正常的心室除极综合向量表现左心室占优势的特征。当左心室肥大时，心肌纤维增粗，左心室除极面积增大，向左后方向的向量增大，左心室除极时间延长，心电图表现为左心室QRS波群电压增高，时间延长和电轴左偏。

#### 1. 心电图特征

（1）QRS波群电压增高，常用左心室肥厚电压标准如下。

①胸导联：$R_{V_5}$或$R_{V_6}$＞2.5 mV；$R_{V_5}+S_{V_1}$＞4.0 mV（男性）或＞3.5 mV（女性）。

②肢体导联：$R_{I}$＞1.5 mV ；$R_{aVL}$＞1.2 mV ；$R_{aVF}$＞2.0 mV；$R_{I}+S_{III}$＞2.5 mV。

③Cornell标准：$R_{aVL}+S_{V_3}$＞2.8 mV（男性）或＞2.0 mV（女性)。

注意：每个电压标准诊断左室肥厚敏感性和特异性不同。QRS波群电压还受年龄、性别及体型差异等诸多因素的影响。心电图电压标准诊断左心室肥厚敏感性通常较低而特异性较高。

（2）可出现额面QRS波群心电轴左偏。

（3）QRS波群时间延长至0.10～0.11 s。

（4）在R波为主的导联（如$V_5$、$V_6$导联）上，其ST段可呈下斜型压低达0.05 mV以上，T波低平、双向或倒置。在以S波为主的导联（如$V_1$导联）上则反而可见直立的T波。此类ST-T改变多为继发性改变，亦可同时伴有心肌缺血。

#### 2. 看图（图15-4）步骤

第一步　心率：79次/min，节律规整。

第二步　P波：窦性P波，Ⅰ、Ⅱ、aVF、$V_4$～$V_6$↑，aVR↓；大小、振幅在正常范围。

第三步　PR间期：0.16 s。

第四步　QRS波群：间期0.07 s，电轴7°；$R_{V_5}$=3.0 mV，$R_{V_5}+S_{V_1}$=4.1 mV。

第五步　ST段：ST段无异常偏移。

第六步　T波：Ⅰ、Ⅱ、aVL、$V_5$～$V_6$低平。

第七步　其他：QT间期无异常。

**【心电图诊断】**窦性心律，左心室电压增高。

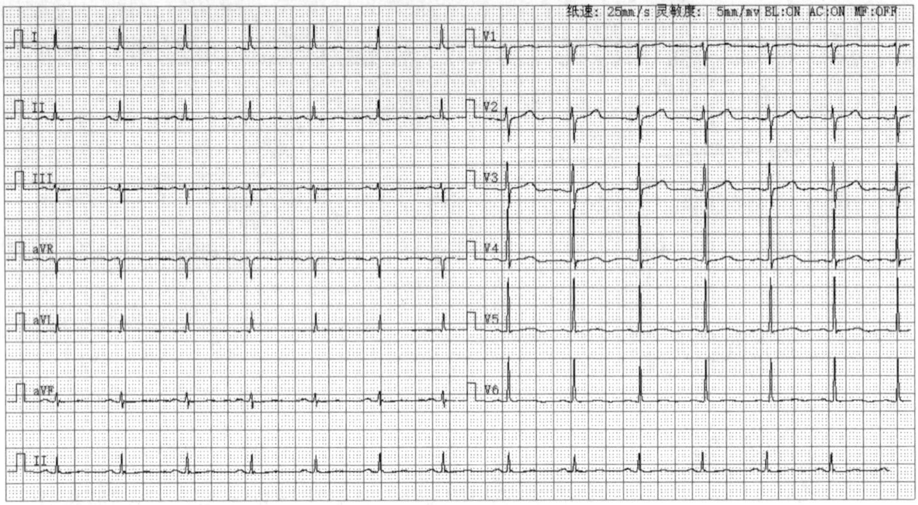


图15-4　左心室电压增高

## （二）右心室肥大

因右心室的解剖位置位于心脏的右前方，且右心室壁厚度约占左心室壁厚度的1/3，故右心室发生肥大时，虽然向右前的向量增大，但由于受到左心室综合向量的影响，QRS波群的振幅和时间可无明显变化。只有当右心室壁的厚度达到相当程度时，才会使综合向量由左心室优势转为右心室优势，并导致位于右心室面导联（$V_1$、aVR）的R波增高，位于左心室面导联（Ⅰ、aVL、$V_5$）的S波变深。所以电轴右偏是右心室肥大的必备条件。

### 1. 心电图特征

（1）$V_1$导联R/S≥1，呈R型或Rs型，重度右心室肥厚可使$V_1$导联呈qR型（除外心肌梗死）；$V_5$导联R/S≤1或S波比正常加深；aVR导联以R波为主，R/q或R/S≥1。

（2）$R_{V_1}+S_{V_5}>1.05$ mV（重症者，$R_{V_1}+S_{V_5}>1.2$ mV）；$R_{aVR}>0.5$ mV。

（3）心电轴右偏≥+90°（重症者，心电轴右偏>+110°）。

（4）常同时伴有右胸导联（$V_1$、$V_2$）ST段压低及T波倒置，属于继发性

ST-T改变。

**2. 看图（图15-4）步骤**

第一步 心率：84次/min，节律规整。

第二步 P波：窦性P波，Ⅰ、Ⅱ、aVF、$V_4$～$V_6$↑，aVR↓；大小、振幅在正常范围。

第三步 PR间期：0.20 s。

第四步 QRS波群：间期0.10 s，电轴119°；$V_1$呈qR型、R峰时间＞0.3 s，$V_2$呈Rs型，$V_3$～$V_5$呈rS型，$V_6$呈Rs型，且R/S=1；$R_{V_1}$=1.0 mV，$R_{V_1}$+$S_{V_5}$=1.7 mV，$R_{aVR}$=0.4 mV，Q/R＜1。

第五步 ST段：ST段无异常偏移。

第六步 T波：$V_1$倒置，$V_2$～$V_5$负正双向，$V_6$直立。

第七步 其他：QT间期无异常。

**【心电图诊断】**窦性心律，右心室肥大。

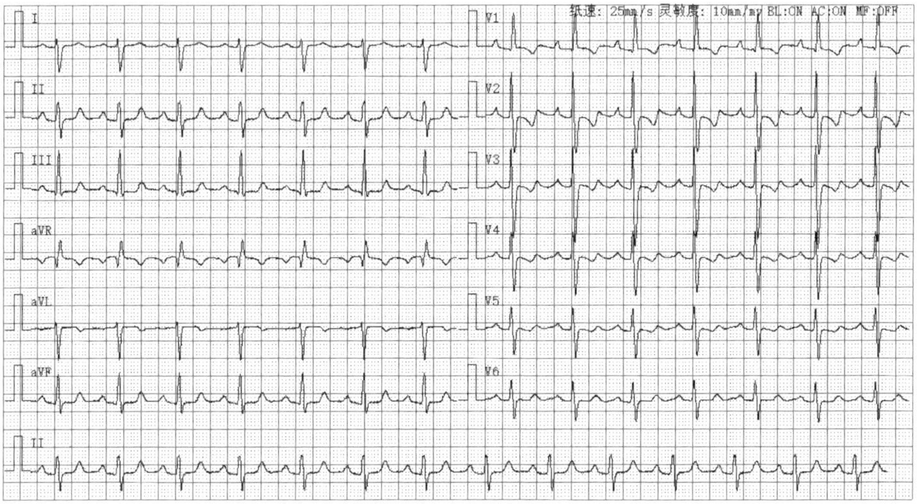


图15-4 右心室肥大

**（三）双心室肥大**

双侧心室产生的向量相等，可相互抵消，心电图正常；如果一侧心室产生的向量占优势，则表现为该侧心室肥大的图形，以左心室肥大多见。

**心电图特征**

双心室心电图有以下三种情况：

（1）大致正常的心电图：双侧心室电压同时增高，增加的除极向量方向相反，互相抵消。

（2）单侧心室肥厚的心电图：只表现出一侧心室肥厚，而另一侧心室肥厚图形被掩盖。

（3）双侧心室肥厚心的电图：既表现右心室肥厚的心电图特征（如$V_1$导联R波为主，电轴右偏等），又存在左心室肥厚的某些征象（如$V_5$导联R/S＞1，R波振幅增高等）。

## （四）临床意义

心室肥大引起的心电变化可以作为诊断心室肥厚及有关因素的重要依据，但由于QRS波群电压受到多种因素影响，并且来自左、右心室肌相反方向的心电向量综合时，互相抵消而失去两者各自的心电图特征，因此，心电图在诊断心室肥厚方面存在一定的局限性，不能仅凭某一项指标而作出肯定或否定的结论，需要结合临床资料及其他的检查结果综合分析。左心室收缩期负荷过重，临床上主要见于高血压、主动脉瓣狭窄、冠心病等；左心室舒张期负荷过重，主要见于二尖瓣和主动脉瓣关闭不全、动脉导管未闭等。右心室收缩期负荷过重，常见于肺动脉瓣狭窄、法洛四联症、原发性肺动脉高压、伴有肺动脉高压的房间隔缺损、动脉导管未闭、二尖瓣狭窄等。右心室舒张期负荷过重，主要见于房间隔缺损、室间隔缺损、肺动脉瓣关闭不全。双侧心室肥大时产生的心电向量可互相抵消，故心电图诊断敏感度较差，但特异度较好。

（李梦双　黄如枫　黄兆琦）

CHAPTER 16 第十六章

# 常见心（肺）疾病的心电图

## 一、右位心

右位心是指心脏位于胸腔右侧，多为胚胎期心脏大血管发育障碍和扭转异常所产生的一种先天性心血管位置转位畸形，伴有或不伴有内脏转位。广义的右位心包括镜像右位心、右旋心和右移心，是心脏异位中比较常见的一种。镜像右位心即心脏形态发生镜像改变，左右房室和大血管的位置发生倒置，左心房、左心室和心尖部位于右侧，右心房、右心室位于左侧，常常伴有其他内脏转位。右旋心又称为孤立型右位心，只是心脏位于右侧胸腔，但不伴有内脏转位，常合并有其他心血管畸形。右移心又称假性右位心，只是心脏的位置偏移至右侧，而左右心室的位置并不改变，血液循环的生理关系也正常，因此其心电图波形除电轴改变外，没有其他特征性的变化。右位心在12导联心电图上表现有一定的特征，因此心电图是检出和诊断右位心的主要、简便、必不可少的辅助检查。

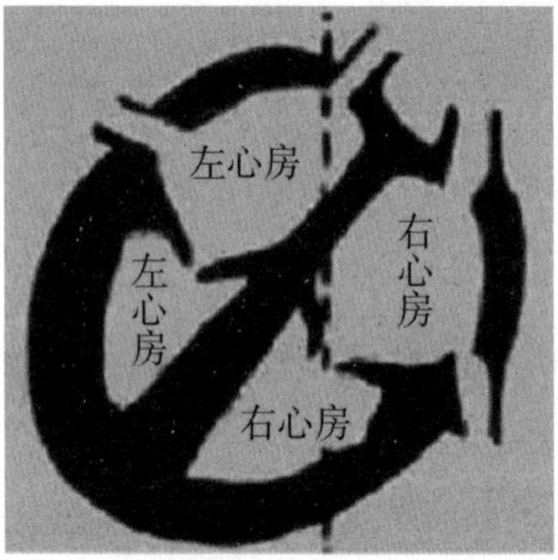

图16－1　正常心脏

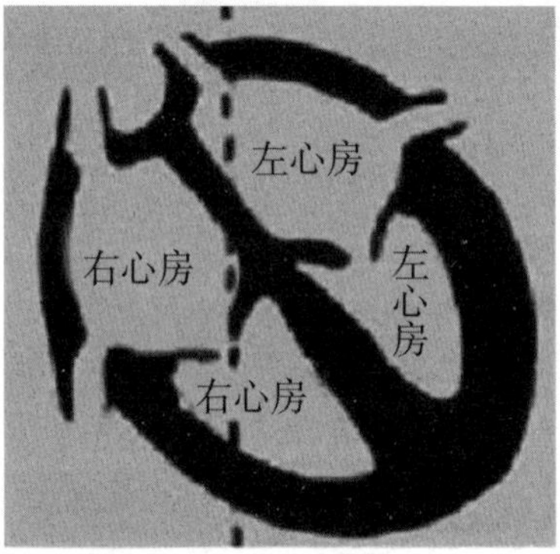

图16－2　镜像右位心

### （一）心电图特征

#### 1. 镜像右位心

（1）Ⅰ导联的P波、T波倒置，QRS波群主波向下，形成Ⅰ导联图形翻转。

（2）Ⅱ导联图形与Ⅲ导联图形互换：Ⅱ导联图形表现为Ⅲ导联图形、Ⅲ导联图形表现为Ⅱ导联图形。

（3）aVR导联与aVL导联图形互换：aVR导联表现为aVL导联图形、aVL导联表现aVR导联图形。

（4）aVF导联图形不变。

（5）$V_1$～$V_6$导联R波递减，S波逐渐增深，呈rS型。

（6）如受检者有以上心电图特征时，则将该受检者左右上肢的电极反接，同时胸导联以$V_2$、$V_1$、$V_{3R}$～$V_{6R}$，由左到右顺序描记校正的心电图。

**2. 右移心**

（1）各肢体导联P波极性正常。

（2）Ⅰ导联QRS波群、T波倒置，而Ⅱ、Ⅲ导联正向。

（3）$V_1$～$V_3$ QRS波群振幅增大，呈Rs型或qR型，$V_5$、$V_6$R波振幅减小，常伴有倒置T波。

### （二）看图步骤

**1. 右位心（图16-3）**

第一步　心率：58次/min，节律规整。

第二步　P波：窦性P波，Ⅰ、aVL↓，Ⅱ、Ⅲ、aVF、$V_4$～$V_6$↑；大小、振幅在正常范围。

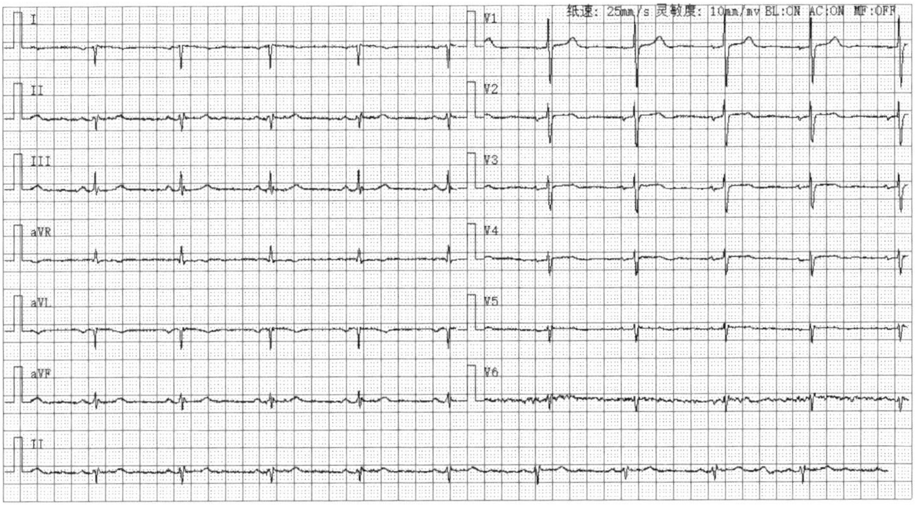


图16-3　右位心

第三步 PR间期：0.16 s。

第四步 QRS波群：间期0.09 s，电轴142°；Ⅰ呈rSr′型，Ⅱ、aVF呈rsr′型，Ⅲ呈Rsr′型，aVR呈qrs型，aVL呈Qr型；$V_1$呈RS型，$V_2$～$V_4$呈rS型，$V_5$～$V_6$呈rsr′型。

第五步 ST段：ST段无异常偏移。

第六步 T波：无异常。

第七步 其他：QT间期无异常。

**【心电图诊断】**右位心。

**2. 右位心修正导联后（图16-4）**

第一步 心率：77次/min，节律规整。

第二步 P波：窦性P波，Ⅰ、Ⅱ、aVF、$V_4$～$V_6$↑，aVR↓；大小、振幅在正常范围。

第三步 PR间期：0.16 s。

第四步 QRS波群：间期0.08 s，电轴38°，形态、振幅无异常。

第五步 ST段：ST段无异常偏移。

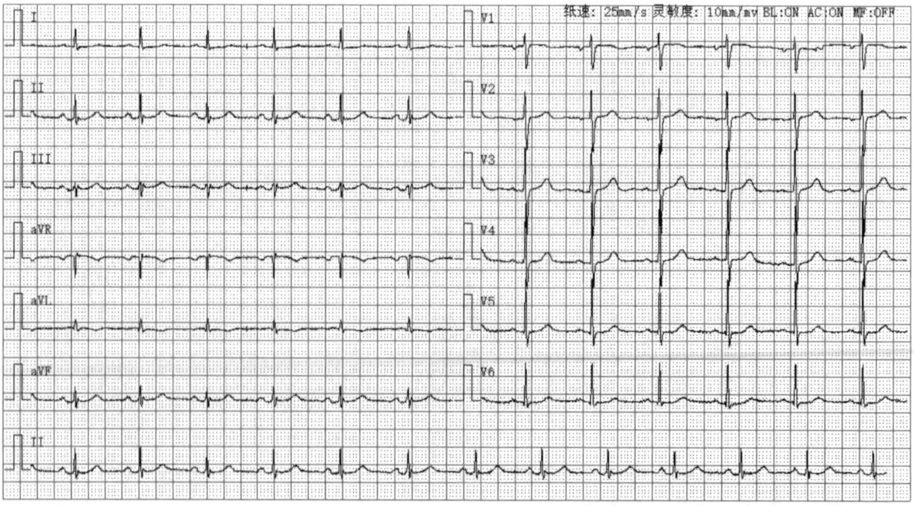


图16-4 右位心修正导联后

第六步　T波：无异常。

第七步　其他：QT间期无异常。

【心电图诊断】窦性心律。

### （三）临床意义

心脏右位心临床虽不多见，但明确诊断和鉴别3者类型确有特殊的临床意义。3种不同类型的右位心，各易伴有不同的临床情况，有助于临床分析，如镜像右位心常伴内脏转位，可使心绞痛、胆囊炎、阑尾炎疼痛位于异侧。右旋心和镜像右位心可伴有各种先天或后天心脏病，在进行电复律和各种心脏介入治疗［冠状动脉造影、经皮腔内冠状动脉成形术（percutaneous transluminal coronary angioplasty，PTCA）、射频消融、心内起搏等］时均应引起重视。镜面右位心在正常人群中较为少见，其合并心血管畸形的发生率也较少，因此临床上常无任何表现，常偶然发现。心电图检查是常见的检查手段之一，但在诊断时必须结合临床综合分析。

## 二、肺梗死

急性肺动脉栓塞是来自静脉系统，或右心的血栓阻塞肺动脉，或其分支所导致的以肺循环和呼吸功能障碍为主要临床和病理生理特征的疾病。肺动脉发生栓塞后，若其支配区的肺组织因血流受阻或中断而发生坏死，称为肺梗死。由于肺组织同时接受肺动脉、支气管动脉和肺泡内气体三重氧供，一般只有在患有基础心肺疾病或病情严重影响到肺组织的多重氧供时才发生肺梗死。急性肺栓塞发病急，典型三联征表现为胸痛、咯血、呼吸困难。虽然肺栓塞在诊断方面有了很大进展，但肺栓塞的症状大多无特异性，典型的三联征并不多见。而肺栓塞患者中70%以上的心电图有异常表现，主要和右心负荷有关，反应为急性右心室扩张、劳损和心肌缺氧。急性肺栓塞心电图的改变常在发病后的数小时内出现，多成一过性，可持续数月或数周逐渐消失，因此心电图在诊断急性肺栓塞时是一项最简便、实用的一种检查方法。

**1. 心电图特征**

（1）典型的$S_{Ⅰ}Q_{Ⅲ}T_{Ⅲ}$图形：表现为Ⅰ导联出现明显的S波、Ⅲ导联出现Q波，并且Ⅲ导联T波倒置。但这种典型图形并非特异，而且敏感性较低。

（2）窦性心动过速（最常见）。

（3）右束支传导阻滞：肺动脉栓塞导致继发性心肌缺血，进而影响心脏传导系统，极易发生室内传导阻滞，主要为右束支阻滞。其可分为完全性及不完全性阻滞，发生率比较高，这种室内阻滞经常是一过性的，随右心室血流动力学的改变而变化，但也可持续数周至数月。注意这种右束支传导阻滞图形不一定出现在$V_1$导联上，有些可以表现在$V_{3R}$、$V_{4R}$、$V_{5R}$，因此必须加全部右胸导联。

（4）电轴右偏：肺栓塞时多数为电轴右偏，通常在+90°～+100°，但也有少数电轴正常和电轴左偏，这可能与原发基础病、基础心脏病有关。

（5）QRS波群顺钟向转位：右胸导联QRS波群向左移位，移至$V_5$～$V_6$区域，有时$V_1$～$V_6$导联QRS波群均呈rS型。

（6）ST-T改变：右胸导联$V_1$～$V_3$经常出现T波倒置，发生概率可达50%。这种T波倒置多表现为两肢对称、倒置的深浅不等，以$V_1$、$V_2$倒置最深。上述变化常具有诊断价值。

由于急性肺栓塞可导致冠状动脉痉挛或缺血性改变，致使ST段发生异常，可表现为损伤性的ST段抬高，酷似急性心肌梗死或变异型心绞痛，因此需要特别鉴别。但肺栓塞的ST-T改变更多表现为缺血性ST段下移。

（7）P波电压升高，出现所谓“肺性P波”：肺栓塞导致右心房扩大或右心房肥厚，致使P波振幅增大，当P波振幅增大≥0.25 mV时称为“肺性P波”，特别出现在Ⅱ导联上。

**2. 看图（图16-5）步骤**

第一步　心率：100次/min，节律规整。

第二步　P波：窦性P波，Ⅰ、Ⅱ、aVF、$V_4$～$V_6$↑，aVR↓；大小、振幅在正常范围。

第三步　PR间期：0.17 s。

第四步　QRS波群：间期0.08 s，电轴+94°，电压：$R_{V_5}+R_{V_1}$=1.44 mV，Ⅰ

导联可见S波，Ⅲ导联上可见Q波及T波倒置，$V_1$～$V_6$呈rS型。

第五步　ST段：ST段无异常偏移。

第六步　T波：Ⅱ、Ⅲ、aVF、$V_4$～$V_6$双向或倒置。

第七步　其他：QT间期无异常。

**【心电图诊断】**窦性心律，T波异常，急性肺栓塞心电图改变。

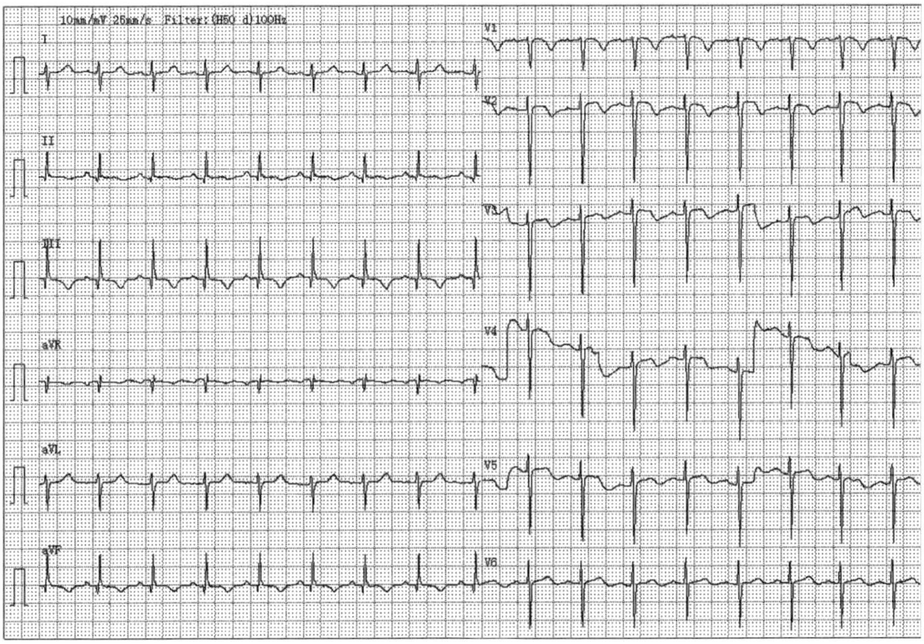


图16-5　急性肺栓塞心电图改变

**3. 临床意义**

大多数肺栓塞病例的临床表现并不典型，心电图表现为非特异性异常，易漏诊、误诊，且死亡率高，但若能将心电图改变与病情紧密结合，对诊断肺栓塞的帮助是很大的。心电图改变多在发病数小时后出现，急性肺栓塞心电图改变多呈一过性、多变性。因此，当疑诊肺栓塞时，如同心肌梗死，需每日做数次心电图复查，以便进行动态比较，特别要观察微小的$S_Ⅰ$、$Q_Ⅲ$等变化。

## 三、急性心包炎

急性心包炎为心包脏层和壁层的急性炎症性疾病。以胸痛、心包摩擦音、心电图改变及心包渗出后心包积液为特征。可以单独存在，也可以是某种全身疾病累及心包的表现。影响心包炎所引发的心电图异常主要有三个因素：①心包积液引起了心电图的低电压及电交替。②液体或纤维素压迫对心肌表面产生的“损伤电流”，导致心电图的ST段、PR段的改变。③浅表性心肌炎导致心电图出现T波异常（倒置）。约90%的急性心包炎患者可发生心电图异常。

**1. 心电图特征**

（1）除aVR和$V_1$导联以外的所有常规导联可能出现ST段弓背向下抬高，而aVR导联的ST段压低。

（2）除aVR和$V_1$导联外，其他导联PR段普遍下移，aVR导联PR段抬高。

（3）常有窦性心动过速。

（4）还可出现QRS波群低电压及电交替等。

**2. 看图（图16-6）步骤**

第一步　心率：90次/min，节律规整。

第二步　P波：窦性P波，Ⅰ、Ⅱ、aVF、$V_4$～$V_6$↑，aVR↓；大小、振幅在正常范围。

第三步　PR间期：0.15 s。

第四步　QRS波群：间期0.10 s，电轴23°，$V_4$～$V_6$可见J波。

第五步　ST段：Ⅰ、Ⅱ、aVF、$V_2$～$V_6$凹面向上抬高0.10～0.25 mV。

第六步　T波：无异常。

第七步　其他：QT间期无异常。

**【心电图诊断】**窦性心律，ST段抬高（考虑心包炎）。

**3. 临床意义**

急性心包炎若无明显症状，或自行痊愈，或隐匿发展成为慢性心包炎。重者可因心包压塞、血流动力学紊乱而死亡。所以说，早期诊断、早期治疗是治疗急性心包炎的关键。多数急性心包炎患者可出现特征性心电图改变，

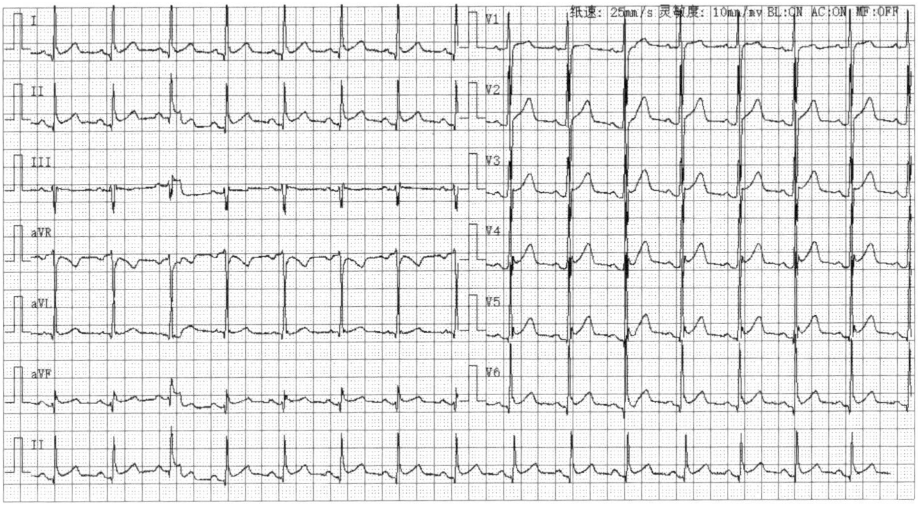


图16-6 心包炎心电图改变

具有诊断意义，可为临床诊断提供一定的价值。急性心包炎的心电图改变有四个演变阶段：①ST段抬高和/或PR段压低。②ST段和PR段正常化。③弥漫性T波倒置，ST段回落到基线。④心电图趋于正常。因此，对于急性心包炎的治疗，可通过心电图进行动态观察，及时准确、简单无创地为临床提供实用的信息，对进一步处理和预后提供积极的帮助。

## 四、扩张型心肌病

扩张型心肌病是一组累及单侧心室或双侧心室，表现为心脏扩大和收缩功能障碍的临床综合征。扩张型心肌病大体病理学特点为全心腔扩大，但心室扩大较心房扩大更为显著，以左心室或双心室扩大为主，心室壁普遍变薄，纤维瘢痕形成，且常伴有附壁血栓。临床主要表现为充血性心力衰竭（特别是左心衰竭）、逐渐出现的右心功能不全症状、体循环和肺循环栓塞。扩张型心肌病是目前心血管疾病方面比较难治的疾病之一。近年来，该病的发病率在我国出现逐年升高且年轻化的趋势。心电图是一种简单、方便、可靠的无创检查方法，能帮助临床早期发现和诊断扩张型心肌病，但缺乏诊断特异性。

### 1. 心电图特征

常表现为三联征，即左胸导联高电压、肢体导联低电压、胸导联R波递增不良。其他表现包括室内或束支阻滞、异常Q波、ST段压低、T波倒置，以及各种心律失常。

（1）左胸导联高电压，$R_{V_6}>R_{V_5}$。

（2）肢体导联低电压，每个肢体导联QRS波群（R+S）或（Q+R）均＜0.5 mV。

（3）胸导联R波振幅递增不良，$V_1$～$V_3$导联多呈rS型或QS型。

①$R_{V_3}$＜0.3 mV；②$R_{V_2}$＜$R_{V_1}$；和/或$R_{V_3}$＜$R_{V_2}$；和/或$R_{V_4}$＜$R_{V_3}$；和/或$R_{V_4}$＜0.3 mV。

（4）左心室肥厚或双心室肥厚心电图。

### 2. 看图（图16-7）步骤

第一步　心率：108次/min，节律规整。

第二步　P波：窦性P波，Ⅰ、Ⅱ、aVF、$V_4$～$V_6$↑，aVR↓；振幅在正常范围，时间0.12 s；$Ptf_{V_1}$绝对值＞0.04。

第三步　PR间期：0.16 s。

第四步　QRS波群：间期0.10 s，电轴+63°；电压：$R_{V_5}+S_{V_1}$=3.02 mV，$R_{V_4}$＜0.3 mV，$R_{V_6}>R_{V_5}$；$V_1$～$V_4$呈rS型。

第五步　ST段：ST段无异常偏移。

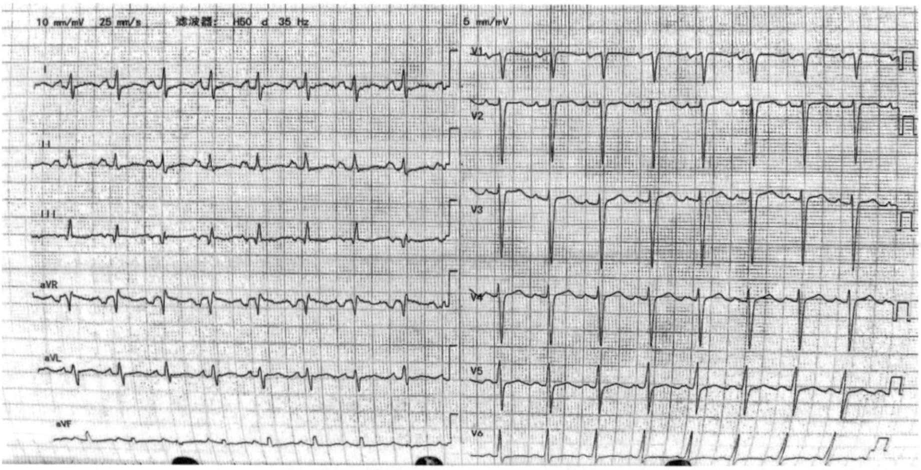


图16-7　扩张型心肌病心电图改变

第六步　T波：无异常。

第七步　其他：QT间期无异常。

【心电图诊断】窦性心动过速，左房增大。

3. 临床意义

扩张型心肌病是一种病因未明的原发性心肌病，病情呈进行性加重，死亡可发生在疾病的任何阶段，因此早期诊断与治疗极为重要。临床上扩张型心肌病多与冠心病、病毒性心肌炎、心包积液相鉴别，同时需要注意酒精性心肌病、围生期心肌病等特殊类型心肌病。心电图在诊断扩张型心肌病方面虽然缺乏特异性，但几乎每例扩张型心肌病患者的心电图都有异常。因此，临床上需结合心电图特点，根据临床病史等对疾病进行诊断及危险分层，并进行个体化治疗，阻止心肌继续出现损伤、控制心衰与心律失常、预防猝死，提高患者生存率与生活质量。

## 五、肥厚型心肌病

肥厚型心肌病是一种以心室肌的异常增厚、心室血液充盈受限、舒张功能受损以及心肌纤维化为主要特征的家族性多基因遗传性疾病，主要病理改变为心肌细胞异常肥大、变形，心肌纤维排列紊乱及间质纤维化等。

肥厚型心肌病的临床表现复杂多变，可无症状或呈非特异性症状，较为典型的症状是呼吸困难、胸痛、晕厥、起源不明的心律失常等，最为严重的表现为猝死，也是年轻人猝死最常见的原因之一。

虽然当今多模态心脏影像技术发展迅速，但心电图仍是肥厚型心肌病患者不可或缺的初步评估手段，并可能是疾病早期的唯一异常表现。肥厚型心肌病患者出现常规心电图异常的比例可高达90%以上。

1. 心电图特征

（1）左胸导联QRS波群左心室高电压，胸前导联呈现$R_{V_4} \geq R_{V_5} \geq R_{V_3}$的规律变化。

（2）Ⅰ、aVL、$V_4$～$V_6$导联多见ST段压低和T波倒置。

（3）少数患者可有深而不宽的病理性Q波，时间＜0.04 ms，振幅为

0.1～0.5 mV，见于导联Ⅰ、aVL或Ⅱ、Ⅲ、aVF和某些胸导联。

（4）可同时伴有室内传导阻滞和其他类型心律失常。

**2. 看图（图16-8）步骤**

第一步　心率：58次/min，节律规整。

第二步　P波：窦性P波，Ⅰ、Ⅱ、aVF、$V_4$～$V_6$↑，aVR↓；$Ptf_{V_1}$绝对值＞0.04。

第三步　PR间期：0.12 s。

第四步　QRS波群：间期0.14 s，可见提早2个出现宽大畸形QRS波群，其前无相关P波，代偿完全，电轴-37°，电压：$R_{V_5}+S_{V_1}$=5.2 mV，$R_{V_4}≥R_{V_5}≥R_{V_3}$，$R_{Ⅰ}$＞1.5 mV，$R_{aVL}$＞1.2 mV，$R_{Ⅰ}+R_{Ⅲ}$＞2.5 mV，$R_{aVR}$＞0.5 mV。

第五步　ST段：Ⅰ、aVL、$V_2$～$V_6$导联ST段压低0.05～0.25 mV。

第六步　T波：Ⅰ、aVL、$V_3$～$V_6$导联倒置。

第七步　其他：QT间期延长。

**【心电图诊断】**窦性心动过缓；非特异性室内传导阻滞；频发室性期前

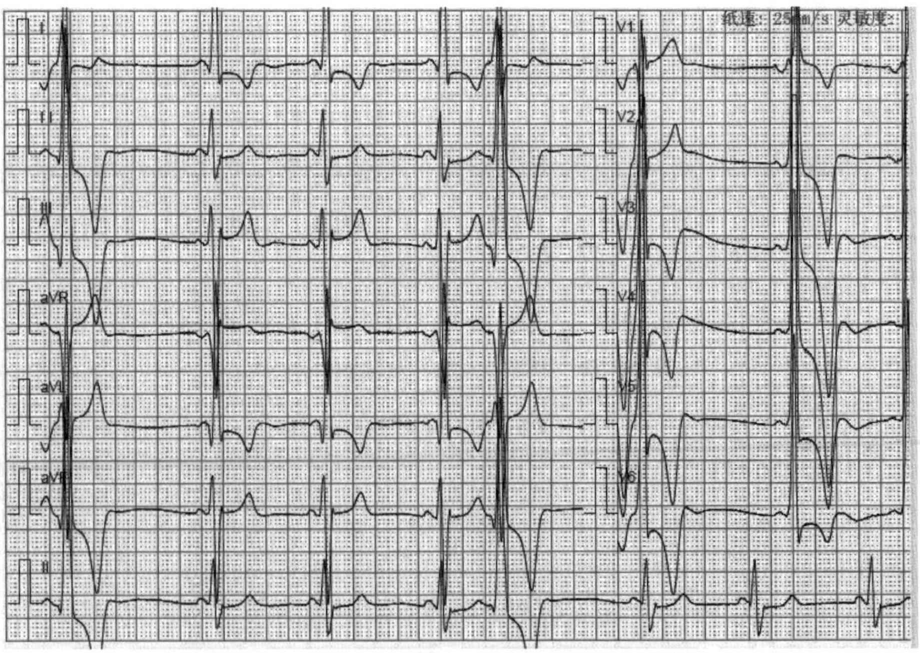


图16-8　肥厚型心肌病心电图改变

收缩；左房增大；左心室肥厚；右心室高电压；ST-T异常。

**3. 临床意义**

肥厚型心肌病的诊断主要依靠超声心动图和血管造影，心电图对于肥厚型心肌病的早期诊断和高危患者的筛查具有一定的价值。若年轻人心电图出现深而窄的病理性Q波并伴有多个导联的ST-T异常改变，则高度怀疑是肥厚型心肌病。临床上需要结合其他资料进行诊断，同时需要与高血压性心脏病、室间隔缺损、主动脉狭窄等疾病相鉴别，同样进行风险分层、个体化治疗，旨在减少合并症、预防猝死。

（李梦双　陈凌华　黄兆琦）

临床心电图图谱 七步读图法

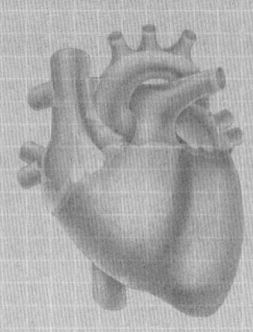

CHAPTER 17 第十七章

# Brugada 波

1992年，布鲁加达（Brugada）兄弟首次提出一种特殊的心电图形，其特征性改变为：右胸导联（$V_1$～$V_3$）出现J波、ST呈下斜型或马鞍形抬高及T波改变，将其命名为Brugada波。临床上有Brugada波的患者常因室颤或多形性室速引起反复晕厥甚至猝死。1996年，日本宫崎（Miyazaki）等将此独特的临床电生理病症命名为Brugada综合征（Brugada syndrome，BrS）。因此，对于出现Brugada波的患者，尤其是有家族史或其他心脏疾病风险因素的患者，应密切监测并进一步评估其是否存在BrS。

BrS的全球流行率为（2～20）/10 000，东南亚的患病率最高，为3.7/1 000，其中泰国的发病率高达17.7/1 000，是东南亚国家的地方性疾病。BrS可以发生在任何年龄，男性患病率是女性的8～10倍。其典型症状包括心悸、头晕、反复晕厥、夜间濒死呼吸和心源性猝死（sudden cardiac death，SCD），且都发生于夜间或白天休息时，常伴有发热。许多患者在首次诊断时往往没有症状，这成为导致40岁以下患者死亡的一个重要漏诊原因。据估计4%～12%的SCD和超过20%的猝死病例的病因均为BrS。约20%的BrS患者会出现室上性心律失常，其中心房颤动最为常见。

**1. 心电图特征**

Brugada波：右胸导联（$V_1$～$V_3$导联）出现的J波、ST段抬高及T波倒置，称为心电图右胸导联三联征。

Brugada波分为三型：①Ⅰ型，J波或ST段抬高≥0.2 mV，ST段呈下斜型（又称穹隆形）抬高，T波倒置，ST段与T波间几乎无等电位线。②Ⅱ型，J波≥0.2 mV，ST段抬高≥0.1 mV，T波直立或双向，ST-T呈马鞍形。③Ⅲ型，ST段抬高<0.1 mV，T波直立，ST-T呈低马鞍形（表17-1、图17-1）。这三种不同类型可在不同胸导联中同时出现。在一般人群中，Ⅱ型及Ⅲ型Brugada波检出率是Ⅰ型检出率的5倍，且男性检出率远高于女性。三种类型中，Ⅰ型Brugada波有较强的诊断意义（图17-2），而Ⅱ型和Ⅲ型即使明确存在也无诊断价值，不能作为Brugada综合征的诊断依据。

表17-1　Brugada波分型

| 类型 | Ⅰ型 | Ⅱ型 | Ⅲ型 |
|---|---|---|---|
| J波振幅 | >2 mm | >2 mm | >2 mm |
| ST段（终末部分） | 逐渐降低 | 抬高≥0.1 mV | 抬高<0.1 mV |
| T波 | 倒置 | 直立或双向 | 直立 |
| ST-T 形态 | 穹隆形 | 马鞍形 | 低马鞍形 |

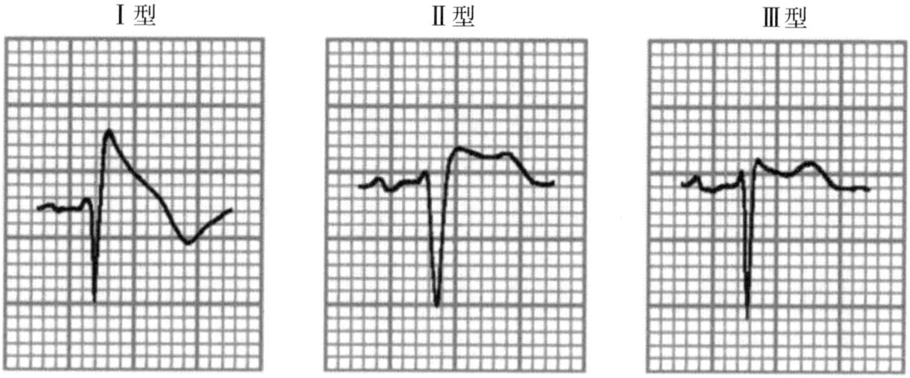


图17-1　Brugada心电图分型

## 2. 看图步骤

（1）Ⅰ型Brugada波（图17-2）。

第一步　心率：58次/min，节律规整。

第二步　P波：窦性P波，Ⅰ、Ⅱ、aVF、$V_4$～$V_6$↑，aVR↓；大小、振幅在正常范围。

第三步　PR间期：0.18 s。

第四步　QRS波群：间期0.11 s，电轴64°，$V_1$、$V_2$可见明显J波，$V_2$导联J波振幅0.6 mV。

第五步　ST段：$V_1$、$V_2$呈下斜型（穹隆形）抬高，$V_2$导联抬高0.5 mV；$V_3$导联ST段呈马鞍形抬高。

第六步　T波：$V_1$、$V_2$倒置。

第七步　其他：QT间期无异常。

**【心电图诊断】**窦性心动过缓，Ⅰ型Brugada波。

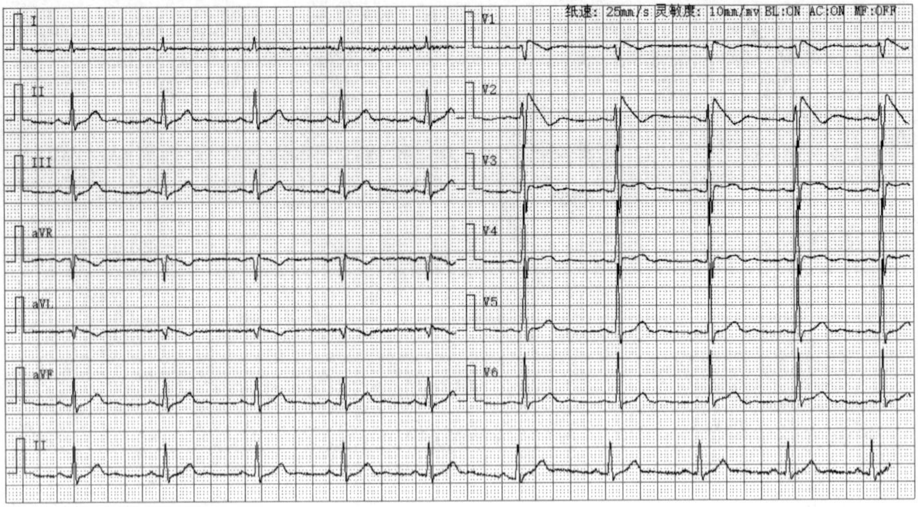


图17-2 Ⅰ型Brugada波

（2）Ⅱ型Brugada波（图17-3）。

第一步 心率：76次/min，节律规整。

第二步 P波：窦性P波，Ⅰ、$V_4$～$V_6$↑，aVR↓；大小、振幅在正常范围。

第三步 PR间期：0.16 s。

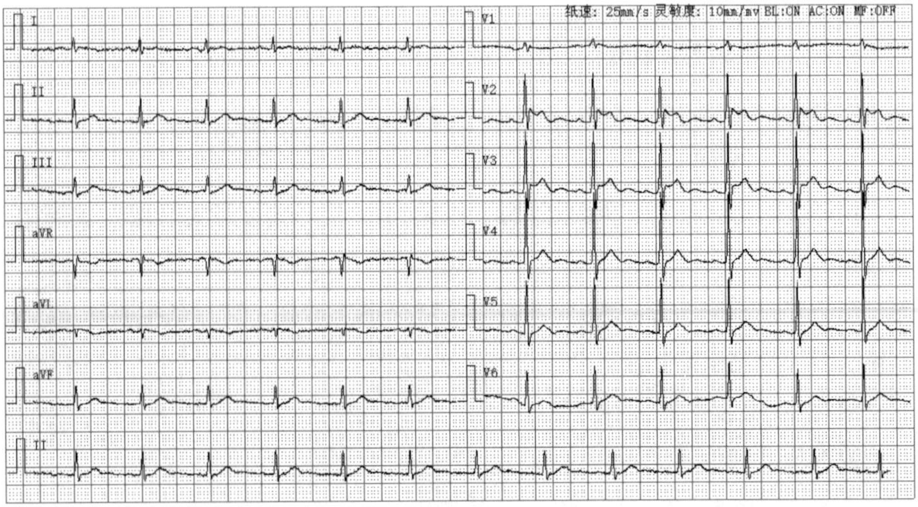


图17-3 Ⅱ型Brugada波

第四步　QRS波群：间期0.09 s，电轴63°，$V_2$、$V_3$可见明显J波，$V_2$导联J波振幅0.3 mV。

第五步　ST段：$V_2$、$V_3$呈马鞍形抬高，$V_2$导联ST段抬高0.15 mV。

第六步　T波：$V_2$、$V_3$直立。

第七步　其他：QT间期无异常。

**【心电图诊断】**窦性心律，Ⅱ型Brugada波。

**3. 临床意义**

典型的Brugada波心电图不难判断，但Brugada波存在间歇性、多变性或隐匿性。同一患者在不同次的心电图记录中其心电图改变时有时无，或在不同时间的心电图上Ⅰ、Ⅱ、Ⅲ型之间相互转变。此外，类似Brugada波的心电图改变还可见于其他多种情况，如不典型的右束支阻滞、早期复极综合征、急性心包炎、急性心肌梗死（前间壁或右室）、致心律失常性右室心肌病、高钾血症、漏斗胸等，需注意与右束支阻滞、早期复极综合征相区别。

（王紫书）

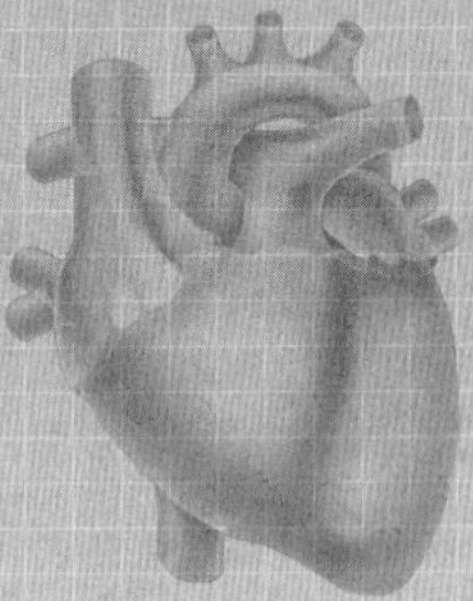

CHAPTER 18 第十八章

# 电解质紊乱与心电图

人体内电解质浓度及其平衡是维持正常生理活动的基础。当体液中的电解质紊乱时，将进一步导致细胞内外离子的分布发生变化，进而可造成心电图发生改变。电解质紊乱所引起的心电图异常，主要表现为心室肌的复极异常和心律失常。在各种电解质中，血钾浓度的改变对心肌细胞的影响最明显，所致的心电图改变特异性也较高。

钾是人体内最重要的电解质之一，临床上血钾对心脏的影响最为明显。正常情况下体内98%的钾存在于细胞内，细胞外液含钾极微，一般血清浓度反映的是细胞外钾的浓度。正常血清钾浓度为3.5～5.5 mmol/L，当血清钾浓度＞5.5 mmol/L时即为高钾血症，心电图上即可出现反应。

心电图检查主要反映心肌（细胞内）钾的水平，与血清钾（细胞外）有直接关系，但心电图的改变与血清钾的水平并非完全一致。特别是一些慢性肾脏疾病的患者，心电图表现为高钾性T波改变，但血钾正常，这是心肌对既往高钾血症的一种记忆现象或适应性改变。

**1. 心电图特征**

（1）T波高尖，升降支对称基底狭窄，ST段与T波有明确的分界点即所谓帐篷状T波，以胸前导联尤为明显（图18-1）。即使原有T波倒置，当高血钾时也可转为直立。

（2）QRS波群：R波降低，S波变深，时间增宽。

（3）P 波减小，甚至消失。

（4）ST段下降。

（5）当血钾明显升高时，可出现窦—室传导心律。

**2. 看图（图18-1）步骤**

第一步　心率：54次/min，节律规整。

第二步　P波：窦性P波，Ⅰ、Ⅱ、aVF、$V_4$～$V_6$↑，aVR↓；大小、振幅在正常范围。

第三步　PR间期：0.14 s。

第四步　QRS波群：间期0.09 s，电轴68°，形态、振幅无异常。

第五步　ST段：Ⅱ、Ⅲ、aVF、$V_4$～$V_6$水平型改变，未见异常偏移。

第六步　T波：$V_4$～$V_6$导联T波高尖呈“帐篷状”改变。

第七步　其他：QT间期无异常。

**【心电图诊断】**窦性心律，T波高尖（高钾血症的心电图改变）。

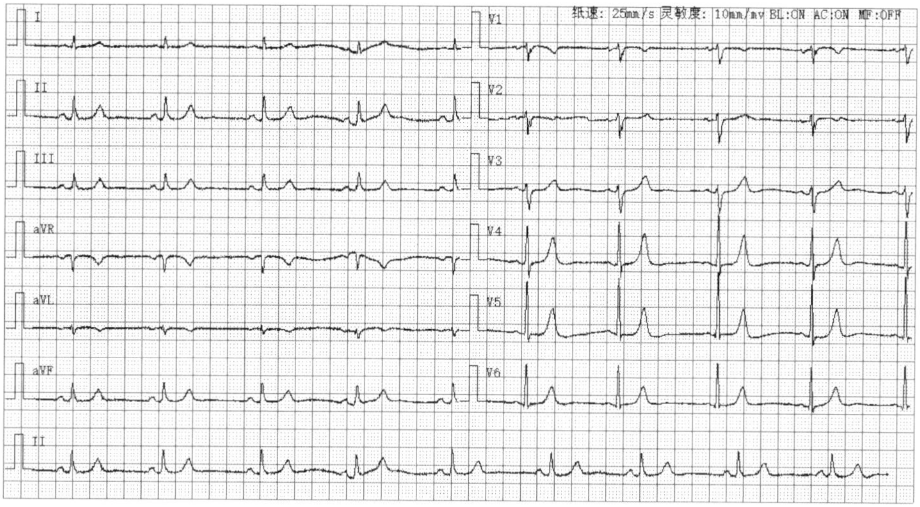


图18-1　T波高尖（高钾血症的心电图改变）

## 3. 临床意义

高钾血症多见于急、慢性肾功能衰竭、溶血性疾病等，严重的高钾血症常可危及患者的生命。高钾血症可产生比较特异的心电图改变，且其改变与血钾水平相关性较强。因此，掌握高钾血症的心电图特征，对于高钾血症的临床辨别与急救具有重要的意义。

（王紫书）

# 参考文献

［1］万学红，卢雪峰. 诊断学［M］. 9版. 北京：人民卫生出版社，2018.

［2］张新民. 临床心电图分析与诊断［M］. 2版. 北京：人民卫生出版社，2017.

［3］孙朝阳，赵峰，毕春晓，等. 心电图学系列讲座（二十一）——逸搏与逸搏心律［J］. 中国全科医学，2014，17（21）：2539-2542.

［4］刘畅. 心电图学习园地（八）——逸搏与逸搏心律［J］. 中国实用乡村医生杂志，2012，19（15）：9-10，72.

［5］张文博，李跃荣. 心电图诊断手册：彩图版［M］. 北京：化学工业出版社，2017.

［6］李世锋，李中健，申继红，等. 心电图学系列讲座（七）——心肌缺血、损伤与心肌梗死［J］. 中国全科医学，2014，17（7）：846-848.

［7］李中健，李世锋，申继红，等. 心电图学系列讲座（六）——房室肥大［J］. 中国全科医学，2014，17（6）：728-730.

［8］葛均波，徐永健，王辰. 内科学［M］. 9版. 北京：人民卫生出版社，2018.

［9］洪美满，张雅慰. 右位心的心电图表现及临床意义［J］. 中国医师进修杂志，2014，37（13）：65-66.

［10］张建明，何凯胜. 镜面右位心伴异常心电图三例浅析［C］. 2012年浙江省心电生理与起搏学术年会论文集. 浙江：浙江省科学技术协会，2012.

［11］张新民，沈成兴. 临床心电图分析与诊断［M］. 2版. 北京：人民卫生出版社，2017.

[12] 李雪雅. 早期复极综合征与急性心包炎的心电图对比观察 [J]. 中西医结合心血管病电子杂志，2017，5(31)：44.

[13] 王慕璇，马虹，蔡晓英，等. 普遍PR段下移伴普遍ST段抬高——急性心包炎早期心电图的特征性改变 [J]. 中华心律失常学杂志，2001，5(4)：208-210.

[14] 邹仁姝，李江洁. 扩张型心肌病的心电图特征分析 [J]. 实用心电学杂志，2006，15(6)：443.

[15] 吕晓琴. 扩张性心肌病76例心电图分析 [J]. 临床医药实践，2011，20(7)：547-548.

[16] 邵虹，马志玲，刘丽文. 肥厚型心肌病心电图特征分析 [J]. 临床心电学杂志，2015，24(3)：177-180.